Pflanzenname	Verwendete Pflanzenteile		Sammelzeit Jan.	Feb.	März	April	Mai	Juni	Juli	Aug.	Sept.	Okt.	Nov.	Dez.
Fingerkraut	Blätter							*	*	*	*	*		
	Blüten							*	*	*	*	*		
Frauenmantel	Kraut							*	*	*	*			
Gänseblümchen	Kraut				*	*	*	*	*	*	*	*	*	
Geißfuß	Kraut						*	*	*	*				
Gundermann	Kraut				*	*	*							
Hauhechel	Kraut							*	*	*				
Heckenrose	Früchte										*	*	*	
Herzgespann	Kraut							*	*	*				
Himbeere	Blätter						*	*	*	*				
	Früchte								*	*	*			
Hirtentäschel	Kraut				*	*	*	*	*	*	*	*		
Holunder	Blüten							*						
	Früchte										*			
Hopfen	Kraut					*	*							
	Früchte										*	*		
Huflattich	Blüten				*	*								
	Blätter						*	*						
Johanniskraut	Kraut							*	*					
Kamille	Blüten						*	*	*					
Klatschmohn	Blüten						*	*	*					
Königskerze	Blüten							*	*					

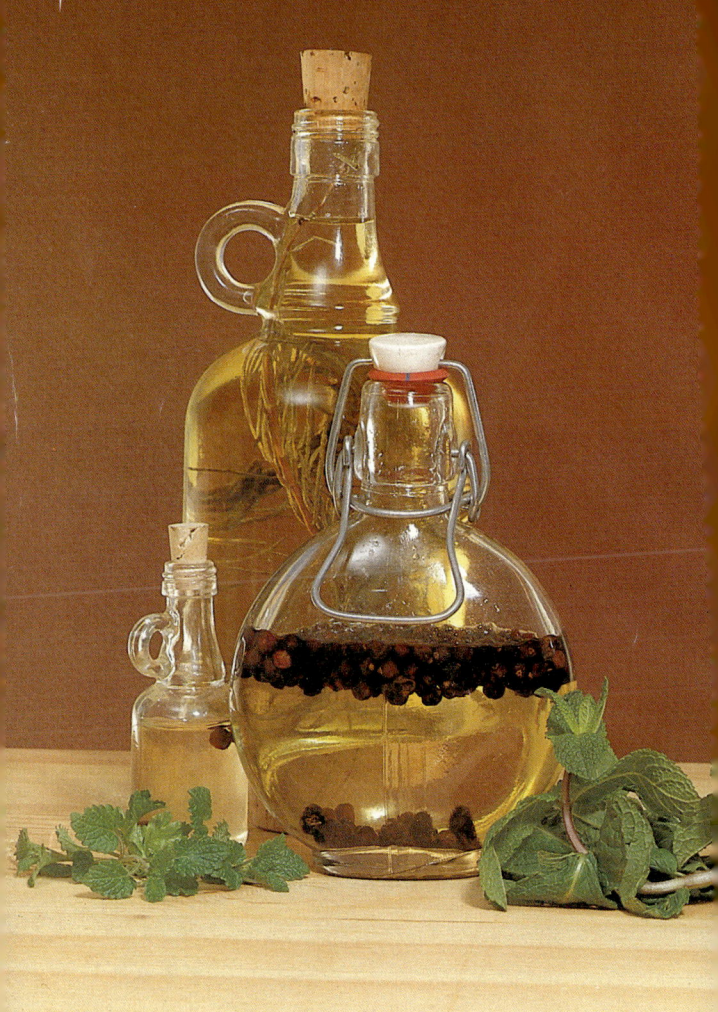

Bruno P. Kremer

Welche Heilpflanze ist das?

kennen –
verwenden –
anbauen

Kosmos

Gesellschaft der

Naturfreunde

Franckh'sche Verlagshandlung

Stuttgart

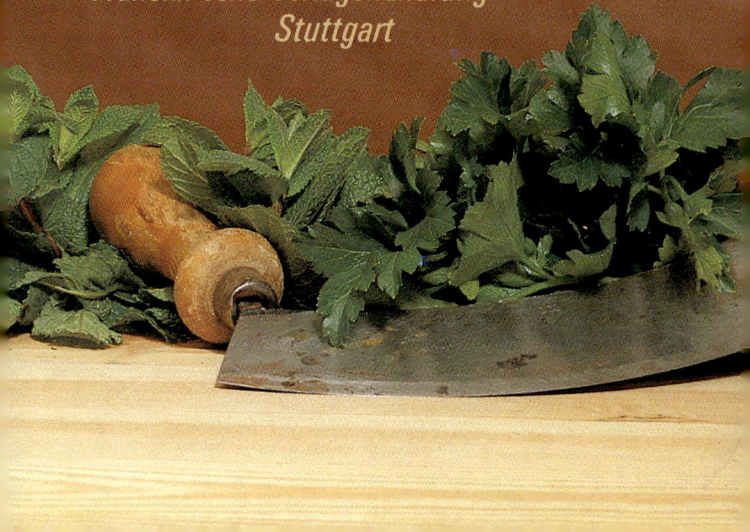

Umschlag von Kaselow Design,
München, unter Verwendung einer
Aufnahme von Hans Reinhard. Das
Bild zeigt Kamille und Malve.

CIP-Kurztitelaufnahme der
Deutschen Bibliothek

Kremer, Bruno P.:
Welche Heilpflanze ist das? :
Kennen – verwenden – anbauen;
[gesund durchs Jahr] / Bruno P.
Kremer. – Stuttgart : Franckh, 1987.
    (Kosmos-Naturführer)
    ISBN 3-440-05795-X

Mit 121 Farbfotos von Angermayer,
T. (S. 85), Brandl, H.-D. (S. 78),
Gröger, A. (S. 52, 109), Haberer, M.
(S. 35, 112), Haslberger, R. (S. 18),
Kohlhaupt, P. (S. 21, 28, 41, 48, 103),
Kremer, B. P. (S. 19, 27, 36, 38, 45,
49, 58, 62, 68, 69, 71, 74, 92, 111),
Laux, H. E. (S. 22, 23, 25, 29, 44,
45, 50, 53, 55, 56, 64, 65, 70, 72, 86,
89, 91, 93, 102, 104, 105, 106, 108,
110, 115, 117), Reinhard, H. (S. 20,
27, 30, 32, 33, 39, 40, 42, 43, 46, 51,
54, 57, 58, 59, 60, 61, 66, 67, 68,
69, 75, 76, 77, 82, 83, 84, 87, 88,
90, 94, 96, 97, 98, 99, 100, 106, 107,
113, 114), Schacht, W. (S. 24),
Schrempp, H. (S. 19, 26, 30, 31, 34,
37, 63, 73, 79, 80, 81, 95, 101, 111,
116) und Skogstad, K. (S. 2/3, 4/5,
17) sowie 15 Farbzeichnungen und
13 Symbolzeichnungen von
                    Marianne Golte-Bechtle.

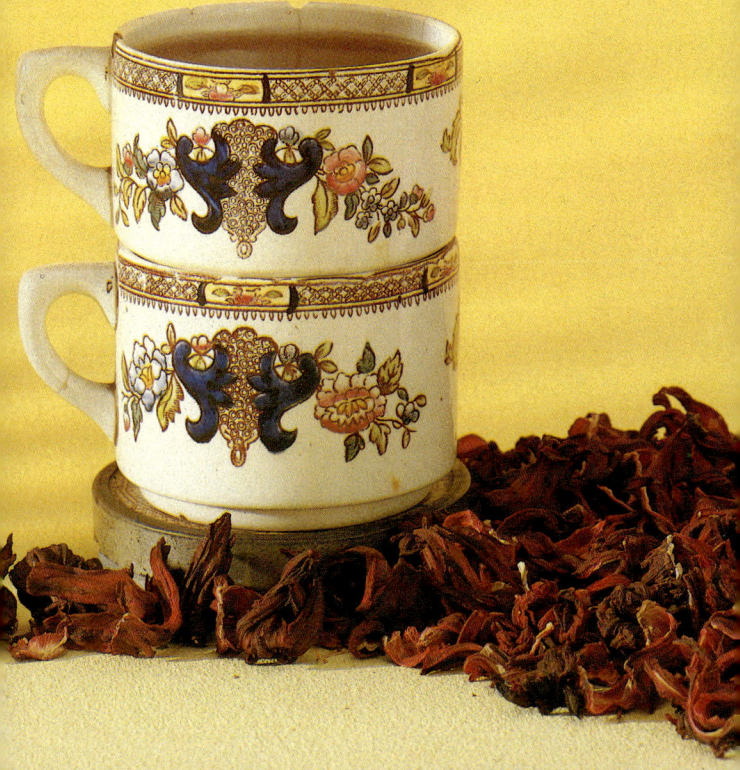

Franckh'sche Verlagshandlung,
W. Keller & Co., Stuttgart / 1987
Das Werk einschließlich aller seiner
Teile ist urheberrechtlich geschützt.
Jede Verwertung außerhalb der
engen Grenzen des Urheberrecht-
gesetzes ist ohne Zustimmung des
Verlages unzulässig und strafbar.
Das gilt insbesondere für Vervielfäl-
tigungen, Übersetzungen, Mikrover-
filmungen und die Einspeicherung
und Verarbeitung in elektronischen
Systemen.

© 1987, Franckh'sche Verlagshandlung, W. Keller & Co., Stuttgart
L 14 He / ISBN 3-440-05795-X

Printed and bound in Italy by
Printer Trento s.r.l.
Satz: G. Müller, Heilbronn

Welche Heilpflanze ist das?

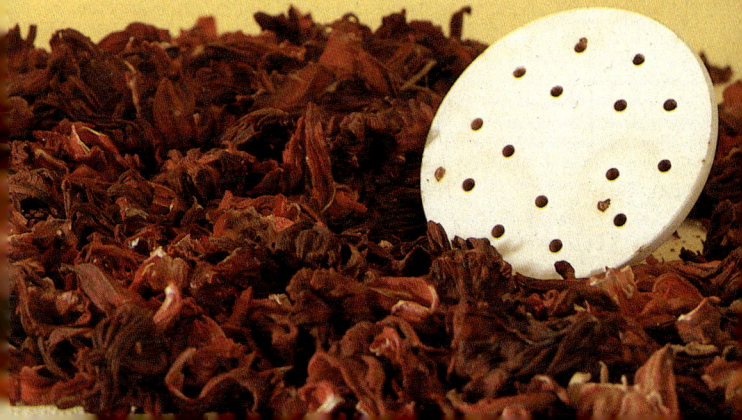

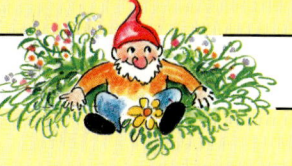
Kräuter – wer stellt sich da nicht bündelweise knackig frisches Grün aus dem großen Garten Natur vor? Den Augen, der Nase und dem Gaumen gleichermaßen zur Freude? Eine überraschend umfangreiche Palette von Gewürzkräutern und Kräutergewürzen ist rasch zusammengestellt, vom mitreißenden Scharfmacher über allerlei pikante Noten bis hin zu manch feinherben Reizen. Kräuter und Gewürze gehören einfach zusammen. Ein Gewürzkraut ist … wenn uns schon bei der bloßen Vorstellung das Wasser im Munde zusammenläuft. Würzende Kräuter gehören zweifellos zu den besonderen Segnungen der Natur, ein einzigartiger Dreiklang aus feinem Duft, hinreißendem Aroma und kräftigem Geschmack. Sicher beginnt die kulinarische Geschichte erst mit der bedeutsamen Entdeckung, daß man den vielleicht zu faden Geschmack alltäglicher Kost durch Zufügen mancher Pflanzen gewaltig verbessern kann. Wann diese Entdeckung gelang, läßt sich nicht einmal auf das Jahrtausend genau festlegen. Fest steht lediglich, daß damit eine lange Tradition der Wertschätzung von Kräutern begründet wurde, die bis zur phantasievollen, raffinierten Würzkunst in der modernen Küche fortwirkt. Der Wunsch nach gesunder, natürlicher Ernährung räumt dem Wissen um den Nutzen der Kräuter in unserer Zeit einen zusätzlichen, besonderen Stellenwert ein.

Aromatische, würzige Kräuter lassen uns das Wasser im Munde zusammenrinnen. Überzeugender könnte die Wirkung der Kräuter kaum umschrieben werden. Würzkräuter fördern durch ihre besonderen geschmacklichen Qualitäten die Sekretion von Verdauungssäften und sorgen somit dafür, daß die Nahrung besser aufgeschlossen und verwertet werden kann. Kräuterwürze kommt daher zunächst einmal unserer Ernährung und auf diesem Wege unserer Gesundheit entgegen.

Aber damit nicht genug. Kräuter wirken nicht nur auf unsere chemischen Sinne ein, um letztlich die Verdauung so richtig in Gang zu bringen, sondern entfalten im Körper auch sonst eine ganze Reihe positiver, erwünschter Wirkungen: Sie unterstützen wirksam die Ausscheidung von Stoffwechselendprodukten, regen beispielsweise die Nierenfunktion an und dienen daher unter anderem auch der Blutreinigung. Daneben wirken die Gewürzkräuter aber auch fernab der Verdauungsorgane. So lösen manche von ihnen hartnäckigen Husten, rücken gegen Bakterien zu Felde und helfen bei Entzündungen. Kurz, viele Kräuter sind weitaus mehr als nur eine geschmackliche Zutat zu fader Alltagskost oder ausgeklügelten Menüs. Kräuter sind oftmals auch Heilpflanzen. Sie haben ihren Platz im Gewürzbord ebenso wie im Arzneischrank. Schon daraus läßt sich ableiten, daß die Grenzen zwischen Würz- und Heilpflanzen nicht liniengenau abgesteckt werden können.

Fast alle gängigen Gewürzpflanzen sind tatsächlich gleichzeitig auch Heil- oder Medizinalpflanzen.

Zum Umgang mit diesem Buch

In diesem Kräuterbuch werden 100 wichtige Pflanzenarten vorgestellt, die entweder besondere Aromalieferanten sind, seit langem als Arzneipflanzen geschätzt werden und anerkannte Heilwirkungen entfalten, zudem als Wildpflanzensalate oder -gemüse den Küchenzettel bereichern oder uns auch einfach nur als Wildobst erfreuen.

Die einzelnen Pflanzenarten sind alphabetisch nach ihren deutschen Namen geordnet. So werden Sie alle Klassiker der feinen Kräuterküche und der gut sortierten Kräuterapotheke rasch auffinden.

Unsere Artenauswahl berücksichtigt in besonderem Maße die Belange von Arten- und Naturschutz. Fieberklee und Sonnentau, unsere Primel-Arten und die schmucke Bärentraube, dazu auch Küchenschelle, Arnika, Silberdistel, Adonisröschen oder gar Christrose sammeln und verwenden wir nicht, weil sie draußen schon viel zu selten geworden sind. Es besteht keinerlei Notwendigkeit, es gerade auf diese bedrohten Arten abzusehen, denn es gibt durchaus gleichwertigen Ersatz durch häufige Pflanzenarten.

Klare, verständliche Artbeschreibungen stellen alle wichtigen Kennzeichen der ausgewählten Pflanzenarten heraus. Durch Text- und Bildvergleich ist somit immer eine eindeutige Bestimmung möglich. Zum Glück gibt es bei den nutzbaren Wildpflanzen und Heilkräutern so gut wie keine bedenklichen Doppelgänger oder Verwechslungsarten. Nur solche Arten oder Pflanzenteile dürfen den Weg in die Küche oder Kräutervorräte antreten, die zweifelsfrei bestimmt und für den Eigengebrauch „freigegeben" sind. Mit den im Garten oder auf dem Balkon gezogenen Arten gibt es in dieser Hinsicht gewiß die wenigsten Schwierigkeiten.

Unter **Vorkommen** werden die typischen Stand- und Wuchsorte der vorgestellten Pflanzenarten beschrieben oder, vor allem bei den kultivierten Würzpflanzen, auch ihre Herkunftsgebiete.

Unter **Inhaltsstoffe** werden die wichtigen biologisch wirksamen Substanzen oder Wirkstoffgruppen aufgeführt, die in der betreffenden Pflanze vorkommen.

Im Abschnitt über **Verwendete Teile** erfahren Sie alle wichtigen Angaben über das Ernte- oder Sammelgut der besprochenen Pflanzenart. Ergänzt werden diese Empfehlungen durch den Sammelkalender auf den Umschlaginnenseiten. Mit Hilfe des Sammelkalenders kann man sich übrigens für alle Monate des Jahres sein eigenes Sammelprogramm zusammenstellen. Dazu braucht man nur nachzusehen, welche Pflanzenarten mit welchen Pflanzenteilen in den jeweiligen Monatsspalten vermerkt werden.

Der Abschnitt über die **Anwendung** benennt die typischen Einsatzgebiete der Pflanzenarten. Hier erfahren wir, wie ein Kraut vorbeugend, lindernd oder heilend gegen allerlei Beschwerden zu verwenden ist, wie man es eventuell auch in der Kräuterküche nutzt oder was sonst damit Sinnvolles anzustellen wäre. Schließlich erfahren Sie unter dem Stichwort **Kultur,** ob und wie ein würzendes, kräftigendes, heilendes Kraut im eigenen Garten anzubauen ist; sollten größere Pflanzflächen fehlen, lassen sich Kästen, Kübel und Blumentöpfe auf Balkon, Terrasse und sogar Fensterbank ebenfalls ohne besonderen Aufwand in kleine Kräuterparadiese verwandeln. Ein blühendes Thymiansträuchlein braucht den Vergleich mit einer Durchschnittsbegonie gewiß nicht zu scheuen. Zumindest die Kräuterküche und auch einen guten Teil der Kräuterapotheke kann man tatsächlich mit der Ernte aus dem eigenen Mini-Anbau bestücken. Das macht nicht nur Spaß, sondern bringt zusätzlich viele interessante Erfahrungen.

Außer bei Schnee und bei klirrendem Frost kann man draußen eigentlich während des ganzen Jahres ernten und sammeln. Die Farbmarkierung gibt an, was zu welcher Jahreszeit zu finden ist:

Pflanze(nteil) kann während der Spätwinter- und Vorfrühlingswochen (bis etwa Ende März) gesammelt werden.

Die Erntezeit des angegebenen Sammelgutes fällt in die Frühlings- und Frühsommerwochen (bis etwa Ende Juni).

Auf diese Pflanze sollte man während des Hochsommers (bis Ende September) besonders achten.

Pflanzen oder ihre Teile werden vor allem (oder auch) während der Herbstmonate gesammelt.

Folgende Bildsymbole erläutern Ihnen Bedeutung und Vorzüge einer Pflanze auf den ersten Blick:

 Pflanze(nteil) wird als Tee zubereitet

 liefert ein interessantes oder wichtiges Küchengewürz

 kann als Wildpflanzensalat zubereitet werden

 ergibt ein schmackhaftes Wildpflanzengemüse

 wird als Wildobst sehr geschätzt.

Für die jeweils verwendeten Pflanzenteile stehen die folgenden Hinweiszeichen:

 Kraut (alle oberirdischen Teile)

 Blüten

 Blätter

 Früchte und/oder Samen

 Wurzel (oder andere unterirdische Organe wie Zwiebeln oder Knollen bzw. Wurzelstücke)

 Rinde

Nicht nur Sammeln und Ernten draußen am Wegesrand macht Freude, sondern auch Anbau und Kultur nützlicher Kräuter. Entsprechend bedeuten:

 Pflanze kann im Garten angebaut werden.

 Pflanze eignet sich auch für die Kultur im Blumentopf auf Balkon oder Fensterbank.

Nicht nur gegen allerlei körperliche Beschwerden ist manches Kraut gewachsen. Warum viele Pflanzen oder ihre Teile überhaupt duften, auffällig schmecken und sogar gezielt für Heilzwecke einzusetzen sind, geht immer auf bestimmte Inhalts- und Wirkstoffe zurück. Oft bestimmt jedoch nicht nur der einzelne Wirkstoff die medizinische Wirkung, sondern das in der Pflanze vorliegende Stoffgemisch. Auf der durch Erfahrung gestützten Mischung von Kräutern beruht auch das „Geheimnis" so mancher heilkräftiger Zubereitung. Von den verschiedenen Wirkstoffgruppen sind die folgenden von besonderem Interesse:

Ätherische Öle

fallen durch ihr (meist) angenehmes und intensives Aroma auf. Im Gegensatz zu den fetten Ölen „verduften" sie rückstandsfrei. Chemisch führen sie eine Vielzahl von Einzelkomponenten aus verschiedenen Verbindungsklassen. In erster Linie wirken diese auf die Verdauungsorgane ein, werden aber auch in Hustenmitteln und anderen Zubereitungen verwendet. Besonders viele Vertreter mit ätherischem Öl gibt es bei den Doldenblütengewächsen, Lippenblütengewächsen oder Korbblütengewächsen.

Alkaloide

sind stickstoffhaltige Verbindungen von sehr starker, zum Teil sogar erheblich giftiger Wirkung, meist im Bereich des Nervensystems. In der richtigen Dosierung sind Alkaloide wichtige Arzneistoffe. Alkaloidpflanzen gibt es vor allem bei den Hahnenfußgewächsen, Nachtschattengewächsen und Rachenblütengewächsen. Von der Eigenverwendung bleiben solche Pflanzen ausgeschlossen.

Bitterstoffe

sind charakteristisch schmeckende Verbindungen mit Wirkung auf die Sekretion der Verdauungssäfte, aber ohne weitere auffällige medizinische Eigenschaft. Sie finden sich in vielen Vertretern der Enziangewächse oder der Lippenblütengewächse.

Flavonoide

gehören zu einer sehr weitverbreiteten und zudem umfangreichen Naturstoffgruppe, von denen nur vergleichsweise wenige interessante medizinische Wirkungen (meist auf das Kreislaufsystem) aufweisen. Roßkastanie, Weinraute, Weißdorn oder Hauhechel sind typische Flavonoid-Drogen.

Gerbstoffe

sind chemisch recht kompliziert gebaute Stoffe, die vor allem mit Oberflächenproteinen reagieren (Gerbwirkung) und daher gerne bei Verletzungen und äußerlichen Entzündungen, aber auch innerlich bei Katarrhen der Verdauungsorgane verwendet werden.

Saponine

schäumen in Wasser wie Seife. Einige attackieren die roten Blutkörperchen und sind daher recht giftig (Alpenveilchen, Kornrade), andere wirken milder und werden gerne als Beimischung zu Hustenmitteln verwendet.

Kräuter ernten

Für das Einsammeln und Ernten von Wildpflanzen, die man als Gewürz, als Heilkraut oder als Wildgemüse verwenden möchte, gelten ein paar goldene Regeln, die für eine gedeihliche Nutzung unserer Naturgüter sicherlich wichtig sind. Die Natur um uns herum ist gewiß nicht mehr das, was sie noch vor wenigen Jahrzehnten einmal war. Viele Standorte und Vorkommen wertvoller Pflanzen sind einfach verschwunden, andere werden durch Immissionen unterschiedlicher Art belastet. Pflanzen sind die ersten Glieder der Nahrungskette, die aus dem Boden, aus dem Wasser oder sogar aus der Luft Schadstoffe aufnehmen und auch anreichern können. Oft lassen sich vom Standort her bereits Rückschlüsse auf Art und Umfang einer Immissionsbelastung ziehen. So sammeln wir grundsätzlich keine Pflanzen entlang von Straßen oder anderen stark frequentierten Verkehrswegen (einschließlich Schienenstränge), auch wenn hier die Brombeeren noch so üppig gedeihen. Ähnliche Einschränkungen gelten natürlich auch für die unmittelbare Umgebung von Betrieben der chemischen Industrie. Im Bereich abgedeckter Deponien können schadstoffhaltige Sickerwässer austreten – auch hier wäre also Vorsicht angeraten. In landwirtschaftlich intensiv genutzten Gebieten werden während der Wachstumsperiode oft sogar mehrfach Spritzmittel aufgetragen. Solche Bereiche meiden wir ebenfalls. Von der Ernte ausgeschlossen bleiben selbstverständlich auch solche Pflanzen oder ihre Teile, die erkennbar von Pflanzenparasiten (z. B. Mehltau, Rost- und Brandpilze u. ä.) befallen sind

Solche Einschränkungen klingen zugegebenermaßen wenig ermutigend. Andererseits finden sich zum Glück aber immer noch Gebiete, wo die Ernte draußen tatsächlich Freude bereitet.

Nun wäre darüber nachzudenken, wie man vermeidet, daß unsere Kräutervorliebe für die noch einigermaßen intakte Natur zu einer weiteren Bedrängnis wird. Viele Heilkräuter gehören zu heute seltenen, unbedingt schützenswerten Arten. Sie bleiben grundsätzlich an ihrem Wuchsort. Außerdem ist zu beachten, daß man in Naturschutzgebieten überhaupt nicht sammeln darf, auch wenn die dort wachsenden Pflanzen häufig sind und nicht zu den besonders geschützten Arten der Bundesartenschutzverordnung gehören. Jeder Kräuterfreund wird Verständnis dafür aufbringen, daß unsere Naturschutzgebiete Tabuzonen sind, in denen wir die Natur sich selbst überlassen.

Im Grunde genommen ist es ohnehin ganz erstaunlich, mit welchen geringen Mengen an Sammelgut man überhaupt auskommt. So krank, daß man von allen verfügbaren Heilmitteln Vorräte im Kilogrammbereich anlegen müßte, kann man eigentlich gar nicht werden. Außerdem geht lange Lagerung immer zu Lasten der Qualität und Wirksamkeit. Bescheiden wir uns bei der Wildpflanzenernte also auf einen realistischen Bedarf. Die üblichen Rezepturen für die verschiedenen Heil- und Kräutertees gehen meist von Teelöffel-Mengen aus, und außerdem wäre zu bedenken, daß nur die wenigsten Wildkräuter für den Dauergebrauch geeignet sind. Auch wenn man die Wildpflanzenküche mit allerlei Sammelgut aus Feld, Wald und Flur anreichern möchte, genügen im allgemeinen überschaubare Mengen. Nichts sollte uns ferner liegen, als eine unkritische und vor allem unnötige Dezimierung unserer Wildpflanzenbestände zu betreiben. Sinnvolle, schonende Nutzung der Ressourcen ist angesagt. Und wenn wirklich einmal Großpackungen vonnöten sein sollten, gibt es ja immer noch die Apotheke mit ihren Heilpflanzen aus kontrolliertem Anbau…

Über den richtigen Erntezeitpunkt orientieren die Angaben bei den einzelnen Pflanzenarten und im Sammelkalender. Würzkräuter erntet man am besten immer kurz vor (in einigen Fällen auch während) der Blüte, da ihre Organe dann den höchsten Gehalt an ätherischem Öl aufweisen. Die günstigste Tageszeit ist der Vormittag, wenn die Sonnenwärme einerseits die Ölproduktion fördert, andererseits aber noch nicht allzu viel Duft und Würze freigesetzt hat. Bei regnerischer, feucht-kühler Witterung ist die Ausbeute immer ziemlich gering. An solchen Tagen plant man am besten überhaupt keine Kräuterernte ein. Die Ergebnisse wären zu enttäuschend. Das gleiche gilt auch für alle Heil- oder Arzneipflanzen, die über keine besonde-

ren Duftqualitäten verfügen. Wenn sie triefend naß eingesammelt werden, ist außerdem die Konservierung sehr schwierig, da das Sammelgut allzu leicht verschimmelt.

Für alle diejenigen Fälle, in denen nicht spezielle Pflanzenteile wie Blätter, Blüten oder Früchte gesammelt werden, hält man sich an folgende Regel: Einjährige Pflanzen werden etwa 5 cm über dem Boden abgeschnitten (nicht ab- oder ausgerissen). Von den mehrjährigen, am Grunde meist immer etwas verholzten Pflanzenarten nimmt man dagegen nur die Triebspitzen. Durch diese Form von „Verbiß" werden bei den mehrjährigen Arten sogar Wachstum und Verzweigung gefördert. Alle Ernten, die wir von draußen eintragen, müssen gegebenenfalls über längere Strecken transportiert werden. Als Sammel- und Transportbehältnisse eignen sich alle luftdurchlässigen, offenen Gefäße, bei Blättern, Blüten oder Früchten unverschlossene Dosen oder Gläser, bei größeren Pflanzenteilen oder kleinen Kräustersträußen auch Schachteln oder Körbe. Zur Not helfen auch die guten alten Papiertüten weiter. Auf keinen Fall sammeln wir in jene unsäglichen Plastiktüten, in denen alles im eigenen Saft gammelt. Das Erntegut ist immer recht empfindlich, verträgt kein langes Drücken und Stauen und sollte auch möglichst bald verwendet oder konserviert werden. Dafür stehen wiederum verschiedene Möglichkeiten offen.

Kräuter konservieren

Nicht immer wird unser Ernte- und Sammelgut zum sofortigen Gebrauch bestimmt sein. Zum Glück kann man die meisten Heil- und Aromapflanzen und dazu auch fast alle Wildfrüchte recht gut konservieren:

Trocknen

Frisches Pflanzenmaterial verdirbt erfahrungsgemäß sehr rasch, weil es sich selbst zersetzt oder verpilzt bzw. verschimmelt. Im trockenen Zustand können solche Abbauvorgänge nicht ablaufen. Drogen (sprachverwandt mit Trocknen) sind daher seit Jahrhunderten die übliche Handelsform wertvoller Pflanzen oder ihrer Teile.

Trocknen schont die Pflanzen, vorausgesetzt, der störende Wassergehalt des Frischmaterials wird rasch genug verringert. Manche Aromalieferanten, beispielsweise Estragon oder Thymian, gewinnen durch die Trocknung sogar an Würzkraft, weil ihre Aromastoffe durch den Wasserverlust konzentriert werden. Bei anderen Würzkräutern müssen allerdings einige Geschmacksverluste hingenommen werden: Getrocknete Petersilie liefert nur noch eine schwache Erinnerung an die aromatischen Qualitäten des frischen, gehackten Krautes. Hier ist Trocknung eher eine Notlösung. Bei vielen Heil- oder Teepflanzen, die keine flüchtigen Inhalts- und Wirkstoffe führen (Pflanzen ohne ätherisches Öl), ist die Trocknung in jedem Fall die Methode der Wahl. Große, hochwüchsige Kräuter trocknet man am besten in lockeren Bündeln. Die Pflanzen werden zu kleinen Sträußen zusammengebunden und an einer luftigen Stelle frei aufgehängt. Sonneneinstrahlung wirkt bei trocknenden Pflanzen aromatötend und schädigend. Daher muß der Trockenplatz im Schatten liegen. Dachböden, unbesonnte Balkons, Gartenlauben oder Vorratsschuppen wären geeignete Stellen. Früher wurden trocknende Kräuterbündel im ländlichen Bereich einfach in der Scheune aufgehängt. Wichtig ist, daß die Bündel schon gleich beim Zusammenbinden mit einem Sammel- und Ernte-Etikett versehen werden. Im getrockneten Zustand sind die verschiedenen Arten eventuell nicht mehr sicher zu unterscheiden. Empfindliches Sammelgut wie kleine Kräuter, verlesene Blätter und Blüten oder alles andere Frischmaterial, das sich schlecht bündeln läßt, kann man sehr gut auf sogenannten Kräuterhorden trocknen. Kräuterhorden sind übereinandergestapelte Holzrahmen (Abmessung etwa 50×70 cm oder größer), die mit Fliegengaze oder einem anderen grobmaschigen Material bespannt sind. Selbst unerfahrene Bastler können sich solche Trockenrahmen aus Holzleisten selbst zusammenstellen. Auf der Bespannung wird die Ernte so ausgebreitet, daß alle Lagen rundum belüftet werden. Gerade wenn größere Erntemengen zu erwarten sind, sind Horden zur schonenden, qualitätsbewahrenden Trocknung außerordentlich hilfreich. Wenn nur kleine Mengen zu verarbeiten sind, kann man die Pflanzen(teile) auch einfach auf Papier in einschichtiger Lage ausbreiten und trocknen lassen. Wärmezufuhr ist mitunter problematisch. Erwärmung über 35–40° Celsius führt bei fast allen Aroma- und Würzkräutern zu erheblichen Qualitätsverlusten. Auch die Heilkräuter, deren Wirkung auf ätherischen Ölen beruht, dürfen nicht mit sanfter Gewalt getrocknet werden. Anders verhält es sich etwa mit Wurzeln oder mit Früchten. Hier braucht man nicht so zimperlich vorzugehen. In den Bauernhäusern wurde solches Erntegut früher meist auf der geöffneten Backofen- oder Herdtür getrocknet.

Je nach Art und Größe der Pflanzen ist das Sammelgut an der Luft nach etwa ein bis drei Wochen vollständig getrocknet. Bei ausreichend getrockneten Kräutern müssen die Blätter und Blüten vernehmlich rascheln und bröseln und die Stengel leicht brechen. Jetzt steht das Problem der sachgerechten Aufbewahrung an. Die getrockneten Blätter größerer Pflanzen werden vorsichtig von den Stengeln gestreift. Das getrocknete Kraut kleinerer Pflanzen wird ein wenig mit der Schere zerkleinert.

Nun kann man abgefüllt und verpackt werden, am besten in dicht verschließbare, dunkle oder undurchsichtige Vorratsgefäße. Hervorragend geeignet sind beispielsweise dunkelbraune Schraubdeckelgläser oder kleinere Blechdosen mit knapp sitzendem Deckel. Alle Aufbewahrungsgefäße werden natürlich sofort beschriftet, damit der Überblick über die vorhandenen Kräutervorräte nicht verlorengeht.

Einfrieren

Einige Würz- und Aromakräu-

ter lassen sich nicht ohne merklichen oder sogar totalen Verlust ihrer geschmacklichen Eigenschaft trocknen. Getrockneter Schnittlauch etwa sieht nicht nur aus wie gebündeltes Heu, sondern schmeckt auch entsprechend. Basilikum und Borretsch schmecken nach der Trocknung wie Stroh – die so hervorragenden Eigenschaften des frischen Krautes sind unwiderruflich dahin. Auch Dill wird man selbst nach der schonendsten Trocknung geschmacklich nicht wiedererkennen.

In allen diesen Fällen hilft eigentlich nur eine Konservierungsmethode, der Kälteschlaf: Ebenso wie man Obst, Gemüse oder viele andere Lebensmittel durch Gefrieren haltbar macht, lassen sich auch viele Kräuter fast ohne Einschränkung durch tiefe Temperaturen mit ihrem Frischaroma erhalten. Einen kleinen Nachteil muß man dabei allerdings in Kauf nehmen: Die Knackigkeit der frischen Blätter und Stengel ist nach dem Kälteschlaf natürlich hin. Aufgetautes schmeckt noch sehr gut, ist aber völlig schlaff.

Gefrorene Kräuter können nach dem Auftauen nicht erneut gefrostet werden. Sie würden dabei ziemlich fad und flach. Daher friert man am besten immer gleich mehrere kleine Kräuterportionen ein. Enorm praktisch ist die Zusammenstellung fertiger Mischungen passender Kräuter, je nach Vorliebe und Verwendungszweck. Die vorgesehenen Kräuter werden mit dem Wiegemesser fein gehackt, mit wenig Wasser (zum gegenseitigen Binden) in einen Eiswürfelbereiter gefüllt, leicht angedrückt und eingefroren. Sobald die Kräuterwürfel fest geworden sind, werden sie in Folie mit Etikett verpackt und im Tiefkühlfach aufbewahrt.

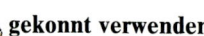
Um die pflanzlichen Inhaltsstoffe optimal zur Wirkung zu bringen, bieten sich verschiedene Möglichkeiten an: Auch wenn man sich zunächst einmal nur im Bereich der Küche umsieht, bleibt jeweils festzustellen, daß die meisten Kräuter gerade hier etwas für die Gesundheit leisten können. Zwischen richtiger Ernährung und Gesundheit gibt es nun einmal einen Zusammenhang. So werden Würz- und Wildkräuter schon bei der Zu- und Aufbereitung der Speisen zu einer wirksamen Medizin, die am Ende gar so manchen Heiltee überflüssig erscheinen läßt.

Kräuter in der Küche

Längst nicht nur in der Kochkunst der Länder rund um das Mittelmeer wird die wohltuende und gewiß nicht nur geschmacksverbessernde Wirkung der Aroma- und Würzkräuter hoch geschätzt. In alten Rezept- und Kochbüchern aus ganz Europa, die sicherlich einen bedeutsamen Teil unserer Kulturgeschichte ausmachen, wird eine Vielzahl von Kräutern und Gewürzmischungen empfohlen.

Grundsätzlich gilt bei der Verwendung von Kräutern in der Küche die Erfahrung, daß man die Kräuterwürze nicht einfach mit-

Fines herbes
Zu den „feinen Kräutern" gehören (in ungefähr gleichen Mengenanteilen) Petersilie, Schnittlauch, Kerbel, Estragon, Basilikum, Majoran, Bohnenkraut und Rosmarin.

Herbes de Provence
Die berühmte Kräutermischung aus der Provence umfaßt Thymian, Majoran, Basilikum, Rosmarin und Fenchel, die man in individuellen Mengenanteilen je nach Geschmack zusammenstellt. Manchmal kommen auch noch ein paar Lavendelblüten hinzu.

Bouquet garni
Das Kräuterbündel enthält nur frische Kräuter, und zwar Petersilie, Thymian und Majoran, manchmal auch noch zusätzlich Dill, Bohnenkraut und Estragon. Man verwendet es vor allem zur geschmacklichen Verbesserung von Suppen und Saucen.

Bekannte Kräuterzubereitungen sind beispielsweise auch:

Kräuterbutter
4–5 Eßlöffel frische, gehackte Kräuter je 100 g Butter, beispielsweise Petersilie/Schnittlauch/Kerbel oder auch Estragon-Butter, Basilikum-Butter (besonders für Tomatengerichte) oder Salbei-Butter.

kocht, sondern erst gegen Ende der jeweiligen Garzeiten zugibt, zumal wenn frisches Kraut verwendet wird. Getrocknete Kräuter benötigen jedoch etwa 5–10 min im garenden Gericht, um ihr typisches Aroma voll entfalten zu können. Beim Würzen ist die unterschiedliche Würzkraft frischer und getrockneter Kräuter zu berücksichtigen: ½ Teelöffel feinkrümeliger, getrockneter Kräuterwürze entspricht ungefähr einer Menge von 2–4 Teelöffel gehackter frischer Kräuter, selbst wenn man die unvermeidlichen Aromaverluste beim Trocknen einkalkuliert. Die klassische, große Kräuterküche verwendet die unentbehrlichen Aromalieferanten oft in bestimmten Würzgebinden, zu denen jeweils verschiedene Kräuter eigens zusammengestellt werden (siehe unten).

Wer einmal etwas anderes erleben möchte als bleichgesichtigen Treibhaussalat oder Einheitsgrünkohl, sollte einmal Wildkräuter auf den Küchenzettel setzen. Wildpflanzen sind außerordentlich wertvolle Vitamin- und Mineralstoffspender, die gewiß unser Interesse verdienen. Schon das Sammeln bringt eine Menge Freude, zudem Bewegung in frischer Luft und den häufig verlorenen Kontakt mit der Natur. So wird die Mühe der Ernte gleich mehrfach belohnt.

Nicht nur Brennessel oder Löwenzahn, Sauerampfer oder Pastinake bieten sich für die Ernte am Wegesrand an. Entsprechende Empfehlungen sind bei den einzelnen Arten im Kräuterverzeichnis gegeben.

Kräuteressig

3–6 frische Kräuterzweige für 2–3 Wochen in 0,7–1 Liter Wein- oder Obstessig einstellen und anschließend entfernen. Gute Empfehlungen wären etwa Basilikum-, Estragon-, Rosmarin-, Salbei- oder Thymianessig.

Kräuteröl

3–6 trockene Kräuterzweige für 2–3 Wochen in 0,7–1 Liter kaltgepreßtes Olivenöl einstellen und anschließend herausnehmen. Bewährt ist eine Mischung aus Thymian, Rosmarin und Salbei für ein sehr würziges Salatöl. Kräuteröl ist nur wenige Monate haltbar.

Kräutersenf

Einfachen, käuflichen Senf (mittelscharf oder sehr scharf) kann man nach dem Grundrezept für Kräuterbutter mit verschiedenen Kräutern würzig verfeinern, beispielsweise mit frischem, gehacktem Dill, Estragon, Salbei, Liebstöckel, Thymian oder Basilikum.

Kräutersalz

Frisches, unzerkleinertes Kraut oder nur die Blätter lagenweise mit Salz überschichten. Nach einigen Wochen haben die Kräuter ihr Aroma an das Salz abgegeben und können entfernt werden.

Kräuter als Heil- und Arznei-pflanzen

Fast alle Würzkräuter darf man getrost auch als Heilpflanzen bezeichnen. Umgekehrt gilt diese Einsicht allerdings nicht: Längst nicht alle Heilpflanzen taugen auch etwas für die Kräuterküche. Die wichtigste und gebräuchlichste Zubereitungsform unserer wertvollen Heil- und Arzneikräuter ist der Tee. Über einen Tee werden dem Körper die Wirk- und Inhaltsstoffe der Pflanzen in gelöster Form zugeführt. Während der warmen Jahreszeit kann man sicher einmal hinaus in den Kräutergarten eilen und die nötigen Mengen ernten. Für den Rest des Jahres greift man dagegen auf die getrockneten Pflanzen zurück. Allerdings sollte man immer bedenken, daß jahrelang in der Blechdose gehortetes Gebrösel keine besondere Wirkung mehr erwarten läßt. Viel besser ist es, immer nur kleinere Mengen zu bevorraten und dafür in jedem Jahr eine frische Ernte einzutragen.

Für die Zubereitung eines Kräutertees gibt es wiederum mehrere Möglichkeiten:

Beim **Aufguß** werden die teefertigen Pflanzenteile mit kochendem Wasser übergossen. Den Aufguß läßt man 5–15 min ziehen, rührt noch einmal gründlich um und seiht ab. Im allgemeinen werden Kräutertees heiß oder warm getrunken.

Beim **Kaltwasserauszug** (Kaltauszug) werden die teefertigen Pflanzenteile (gewöhnlich etwa 1 Eßlöffel je Tasse) über Nacht mit Wasser angesetzt und abgedeckt stehen gelassen. Anschließend rührt man gründlich um, erwärmt gegebenenfalls leicht und seiht ab. Kaltauszüge kann man über den Tag verteilt trinken.

Abkochungen werden gewählt, wenn die Wirkstoffe nur schwer löslich sind und beim einfachen Aufguß nicht genügend extrahiert werden. Die angegebene Menge Heilkraut (meist 1–2 Teelöffel/Tasse) wird mit kaltem Wasser übergossen und unter Rühren bis zum Kochen gebracht. Bei mäßiger Hitze läßt man diesen Tee noch ein paar Minuten ziehen und verwendet ihn dann wie einen gewöhnlichen Aufguß.

Ein wichtiger Grundsatz wäre bei allen Kräutertees zu beachten: Jeder Heiltee wird höchstens 14 Tage lang angewendet. Danach legt man eine ebenso lange Pause ein oder wechselt die Kräutermischung. Mit Dauergebrauch ist wenig zu erreichen. Durch die damit verbundene Gefahr der Überdosierung könnte man die Organe sogar schädigen.

Für Kinder werden die jeweils angegebenen Mengen entsprechend verringert. Dabei gilt als Faustregel folgende Festlegung: Kinder bis 3 Jahre erhalten immer nur weniger als ein Drittel der angegebenen Menge. Für Kinder bis 14 Jahre kann die Hälfte der angegebenen Mengen gelten.

Und noch eins: Selbst das beste Kräutersortiment im eigenen Garten oder Haus ersetzt nicht den Arzt!

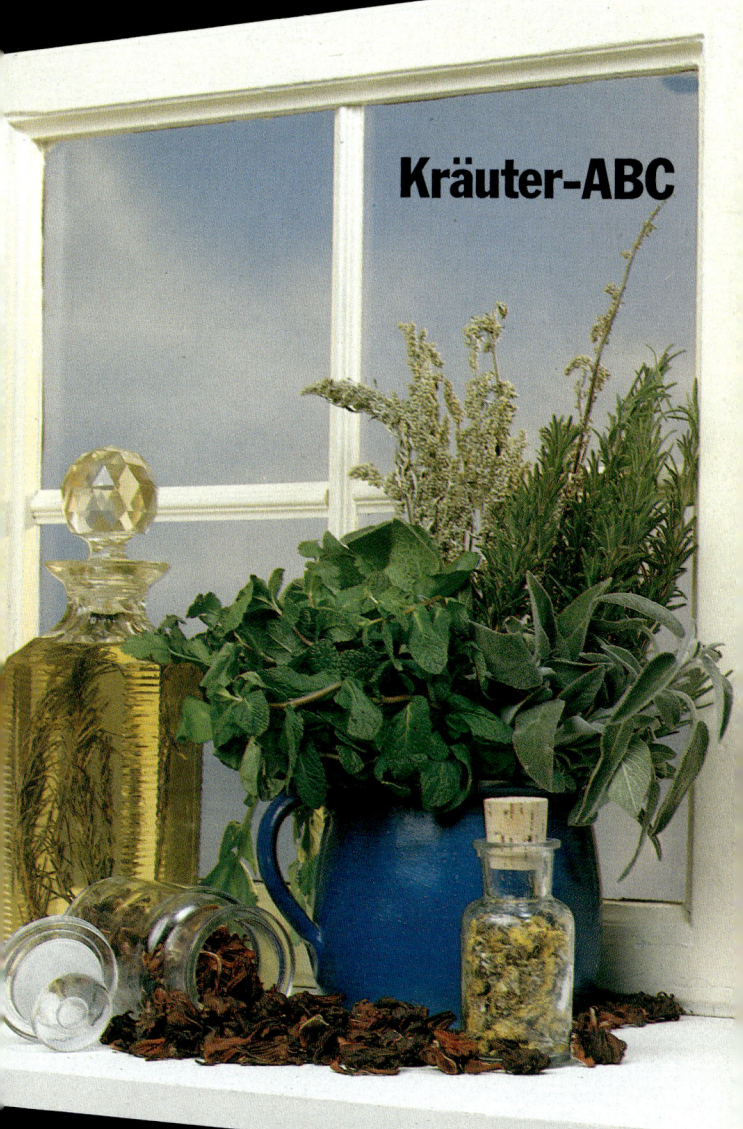

Kräuter-ABC

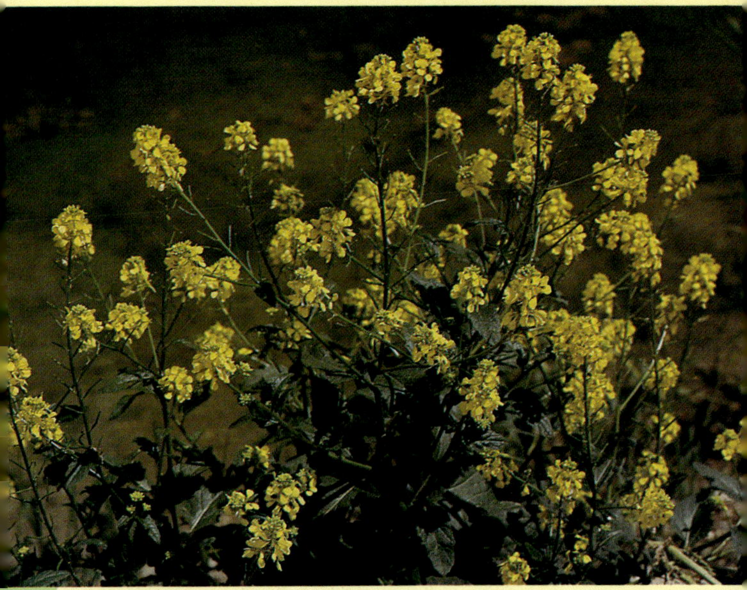

Acker-Senf *Sinapis arvensis*
Familie Kreuzblütengewächse (Brassicaceae)
E Charlock F Sanve, Moutarde des champs I Senapa

<u>Merkmale:</u> Einjährige Pflanze von 15–80 cm Höhe mit aufrechtem, fast kahlem Stengel. Blätter 5–20 cm lang, meist ziemlich rauhhaarig, die unteren verkehrt eiförmig, leierförmig mit großem Endabschnitt, die oberen fast ungeteilt. Blüten schwefelgelb. Schote bis 5 cm lang, fast waagerecht abstehend, kahl oder wenig behaart. *Blütezeit IV–VI.*
<u>Vorkommen:</u> Ziemlich häufig und weit verbreitet auf nährstoffreichen Äckern und auf Brachland, oft auch als Rohbodenpionier. Kulturfolger.
<u>Verwendete Teile:</u> Oberirdische Teile der Pflanze vor der Blüte, besonders Blätter und Samen.
<u>Inhaltsstoffe:</u> Senfölglykoside.
<u>Kultur:</u> Ackersenf eignet sich für die Gartenkultur. Außerdem kann man in gleicher Weise auch den ähnlichen **Weißen Senf** (*Sinapis alba*) verwenden, dessen Schote borstig behaart ist.

Anwendung

Die jungen Blätter der Pflanze können roh zerhackt als Zutat zu Wildpflanzensalat, Käsezubereitungen, Omelettes oder auch als Brotaufstrich verwendet werden. Sie eignen sich außerdem sehr gut als Wildgemüse. Aus den reifen Samen kann man einen recht milden Senf zubereiten.

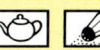

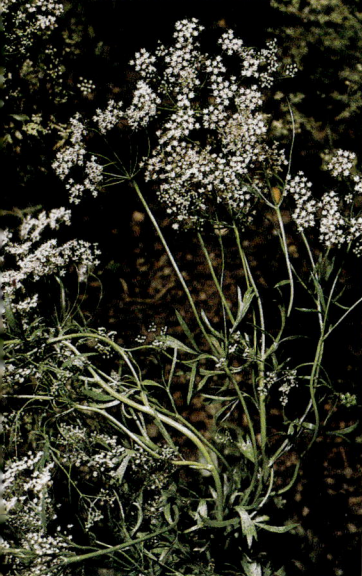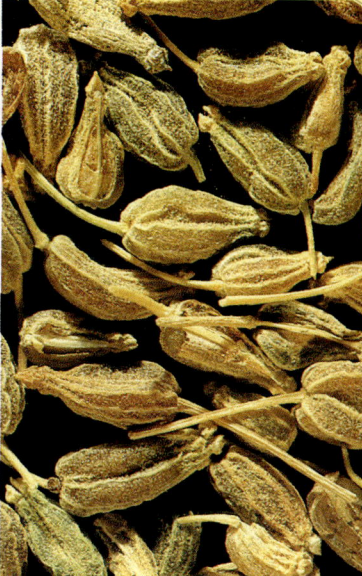

Anis *Pimpinella anisum*
Familie Doldenblütengewächse (Apiaceae)
E Anise F Anis I Anice

Merkmale: Einjährige Pflanze von 30–50 cm Höhe mit rundem, gerilltem, oberwärts ästigem Stengel. Obere Blätter mehrfach fiederschnittig, nach oben zu immer feiner in schmale Zipfel zerteilt. Blüten gelblich-weiß, in lockeren, 7–15strahligen zusammengesetzten Dolden. *Blütezeit VII–VIII.* Fruchtzeit IX–X.

Vorkommen: Anis stammt aus dem Vorderen Orient und wird heute vor allem in den Mittelmeerländern häufig angebaut.

Verwendete Teile: Reife Früchte.

Inhaltsstoffe: Ätherisches Öl mit Anethol (Aromaträger), Methylchavikol, Anisketon und anderen Komponenten.

Kultur: Anis ist eine uralte Kulturpflanze, die auch bei uns in sonnigen, geschützten Lagen gedeiht. Aussaat Anfang Mai ins Freiland auf etwa 30 cm Reihenabstand oder ganzjährig in Blumentopf oder Pflanzschale.

Anwendung

Anisöl wirkt sekretionsanregend, schleimlösend, auswurffördernd und ist daher Bestandteil vieler Hustenmittel. Außerdem läßt sich auch eine verdauungsfördernde Wirkung beobachten.

Zubereitung eines Verdauungstees: 1/2 Teelöffel reife Früchte (aus der Apotheke)/Tasse, 5 min ziehen lassen und abseihen.

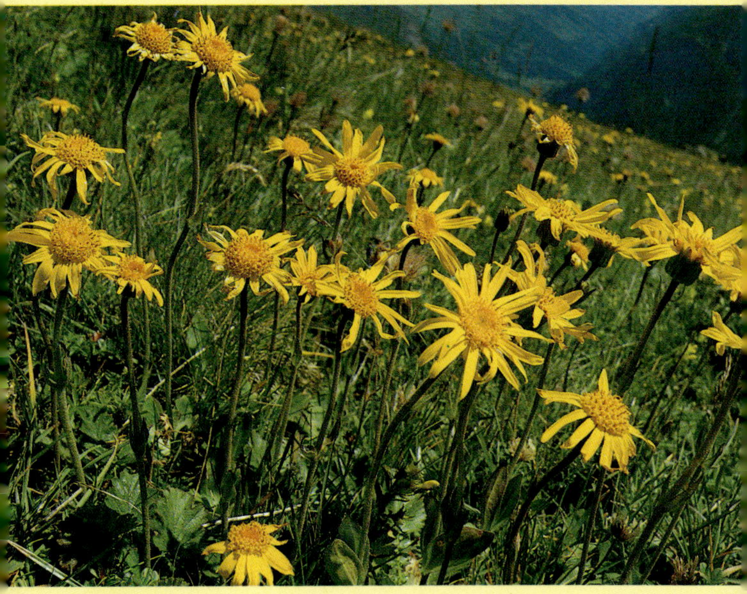

Arnika, Berg-Wohlverleih *Arnica montana*
Familie Korbblütengewächse (Asteraceae)
E Arnica F Arnica I Arnica

<u>Merkmale:</u> Mehrjährige Pflanze mit Rosette flach ausgebreiteter, ganzrandiger, eiförmiger Blätter und 1–3 Paaren gegenständiger, ovaler bis lanzettlicher Stengelblätter. Stengel meist unverzweigt, 20–40 cm hoch. Blüten orangegelb, in sehr großen, etwa 5–8 cm breiten Köpfen, diese zu 1–3 endständig. *Blütezeit VI–VIII.*
<u>Vorkommen:</u> Zerstreut, aber gesellig auf nährstoffarmen, ungedüngten Magerrasen und -weiden, gewöhnlich auf kalkfreiem, mäßig saurem Untergrund.

Arnika steht unter Naturschutz und darf nicht gesammelt werden!
<u>Verwendete Teile:</u> Arnika-Blüten (von kultivierten Pflanzen).
<u>Inhaltsstoffe:</u> Sesquiterpenlactone (Bitterstoffe), Flavonoide, ätherisches Öl.

Anwendung

Arnika ist als Heilpflanze sehr populär, doch werden andererseits immer wieder Vergiftungen und Schädigungen der Kreislauforgane beobachtet. Arnika-Zubereitungen dürfen nur unter ärztlicher Kontrolle verwendet werden. Für die äußerliche Anwendung ist die verwandte Ringelblume (S. 90) ein vollwertiger und vor allem wesentlich ungefährlicherer Ersatz, bei dem Vergiftungen ausgeschlossen sind.

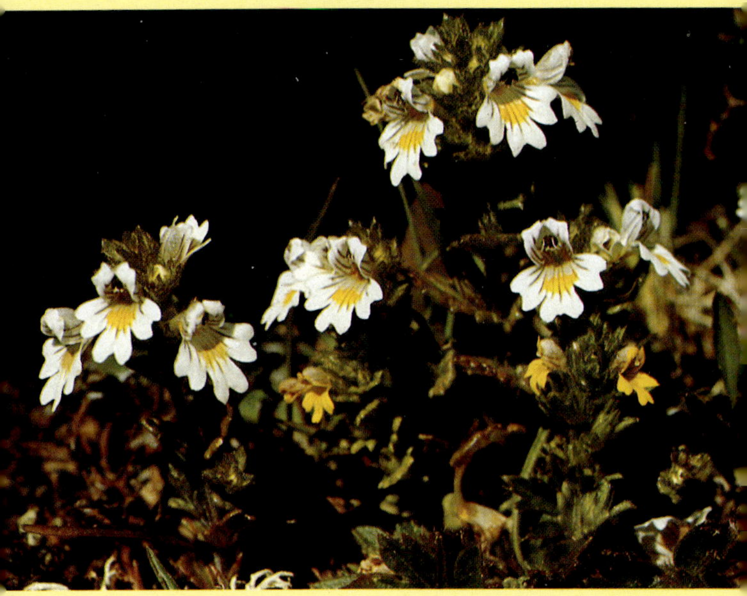

Augentrost *Euphrasia rostkoviana*
Familie Rachenblütengewächse (Scrophulariaceae)
E Eyebright F Casse-lunettes I Eufrasia

Merkmale: Einjährige Pflanze von 5–30 cm Höhe mit aufrechtem, reich verzweigtem Stengel und bogig aufsteigenden Seitenzweigen, flaumig behaart. Blätter gegenständig, schwach behaart, spitz, beidseits mit je 3–6 Zähnen, zur Blütezeit oft schon abgefallen. Blüten einzeln blattachselständig, um 1 cm groß, mit kurzer, blaustreifiger Oberlippe und 3zipfliger Unterlippe mit gelbem Fleck.

Blütezeit VI–IX.

Vorkommen: Halbschmarotzer in mageren Wiesen, besonders Bergwiesen und in Magerrasen, auch in Moorwiesen. Nördlich der Mittelgebirgsregion selten.

Verwendete Teile: Getrocknetes Kraut, das während der Blüte gesammelt wird.

Inhaltsstoffe: Ätherisches Öl, Bitterstoffe, Iridoide (Aucubin), Flavonoide, Gerbstoffe.

Anwendung

Augentrost ist eine sehr alte Heilpflanze, deren Heilkräfte immer noch sehr geschätzt werden. Augentrost hilft bei Bindehaut- und Lidrandentzündungen oder Gerstenkorn. Unterstützend wirkt er bei Keratitis (Hornhautentzündung) und Linsentrübung.

Zubereitung: 1 Teelöffel Kraut/Tasse kalt ausziehen oder leicht erwärmen.

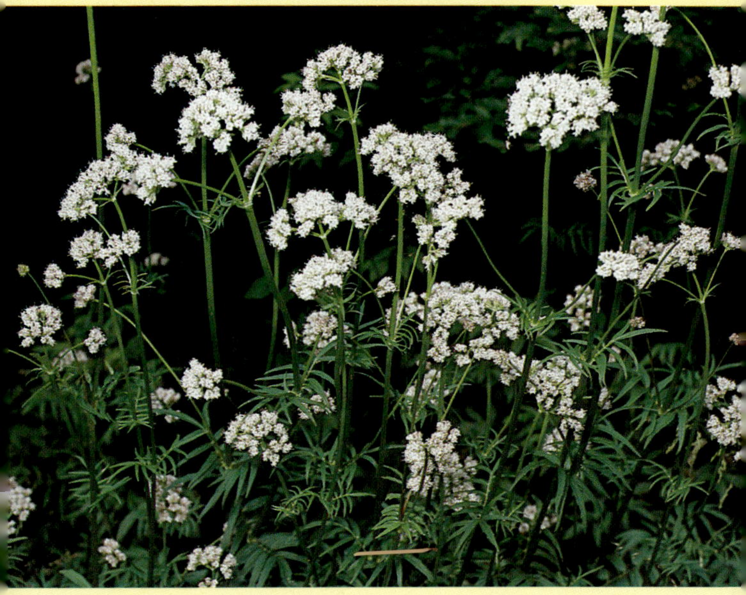

Baldrian *Valeriana officinalis*
Familie Baldriangewächse (Valerianaceae)
E Common Valerian F Valériane, Herbe aux chats I Valeriana

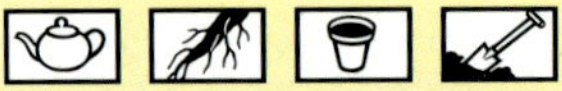

<u>Merkmale:</u> Mehrjährige, kräftige Pflanze von 60–180 cm Höhe mit kurzem, dickem Wurzelstock und dünnen Ausläufern. Stengel hohl, gefurcht, aufrecht, oben ästig. Blätter gegenständig, unpaarig gefiedert, mit 5–12 schmallanzettlichen, fein gezähnten Fiedern. Blüten weißlich oder rosa, zahlreich in schirmförmigen Doldenrispen. *Blütezeit: V–VIII.*

<u>Vorkommen:</u> Feuchte Standorte in halbschattiger bis sonnniger Lage, an Ufern, Gebüschen, Gräben und Waldrändern.

<u>Verwendete Teile:</u> Wurzelstock und Wurzeln. Die unterirdischen Teile werden im Herbst gegraben.

<u>Inhaltsstoffe:</u> Ätherisches Öl, Valepotriate (beruhigend), Valerensäure (krampflösend).

<u>Kultur:</u> Baldrian ist recht dekorativ und daher eine besondere Zierde des Kräutergartens.

Anwendung

Der typische Baldriangeruch geht auf den Gehalt an Isovaleriansäure zurück. Er lockt zuverlässig Katzen an. Baldrian ist ein hervorragendes Beruhigungsmittel bei nervösen Erregungszuständen und Schlaflosigkeit.

<u>Zubereitung:</u> 2 Teelöffel Baldrianwurzel/Tasse als Kaltauszug oder Baldriantinktur (= Hoffmannstropfen). Kein Dauergebrauch!

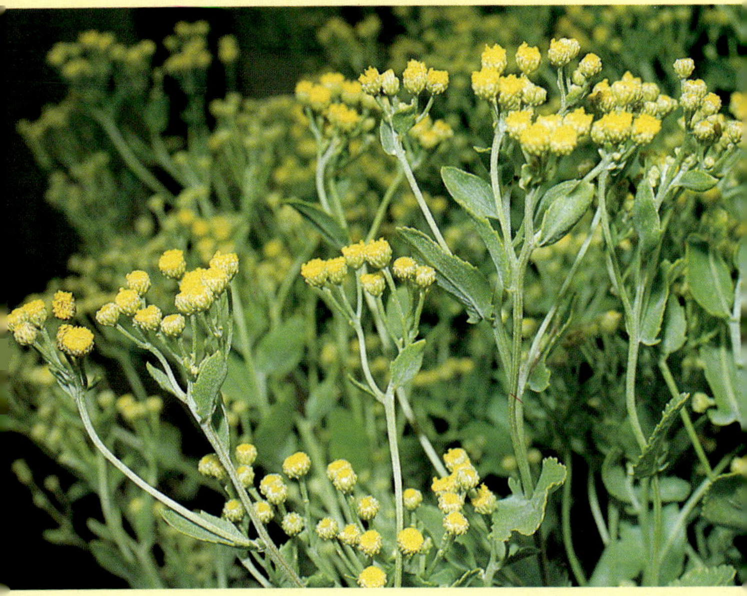

Balsamkraut *Chrysanthemum balsamita*
Familie Korbblütengewächse (Asteraceae)
E Yellow Feverfew F Grande Camomille I Herba di San Pietro

Merkmale: Mehrjährige, winterharte Pflanze von 60–130 cm Höhe mit aufrechtem, verzweigtem Stengel. Blätter ungeteilt, gegenständig, eiförmig, sitzend oder kurzgestielt, fein gekerbt. Blütenköpfe klein, rispig gehäuft, gelblich. *Blütezeit: VIII–X.*

Vorkommen: Das Balsamkraut stammt aus dem südwestlichen Asien, wird jedoch seit Jahrhunderten auch in unserer Gegend in Bauerngärten kultiviert.

Verwendete Teile: Alle oberirdischen Teile der melissenartig aromatisch duftenden Pflanze.

Inhaltsstoffe: Ätherisches Öl mit Borneol und anderen flüchtigen Bestandteilen, Bitterstoff.

Kultur: Balsamkraut gehört in den richtigen Bauern- und Kräutergarten. Alle drei Jahre ausdünnen, da die Pflanze sehr frohwüchsig ist. Ähnlich verwertbar ist das Mutterkraut (*Chrysanthemum parthenium*) (Seite 81).

Anwendung

In geringer Menge kann man das frische Kraut als Würze zu Salaten, Suppen oder Ragouts verwenden. Früher kamen die getrockneten, intensiv duftenden Blätter als Lesezeichen ins Gebetbuch.

Zubereitung: 1 Teelöffel Kraut/Tasse, 5 min ziehen lassen; gegen Verdauungsbeschwerden.

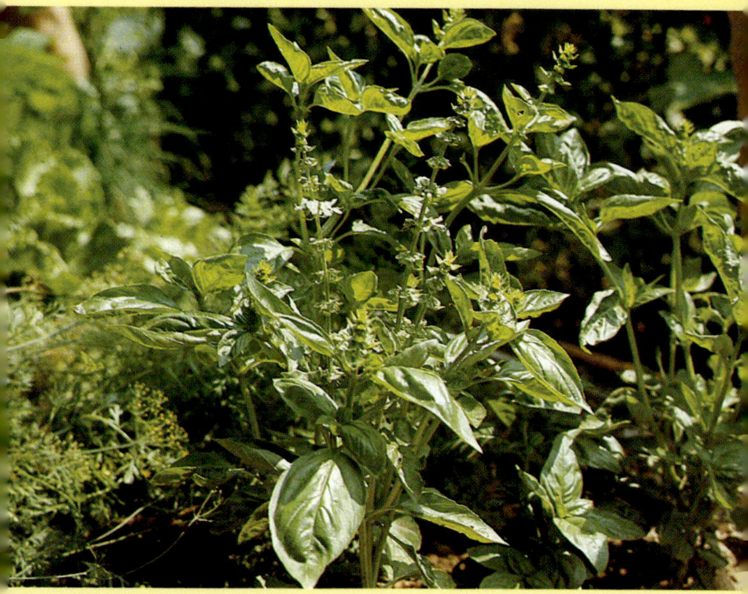

Basilikum, Basilienkraut *Ocimum basilicum*
Familie Lippenblütengewächse (Lamiaceae)
E Basilicum F Basilic I Basilico

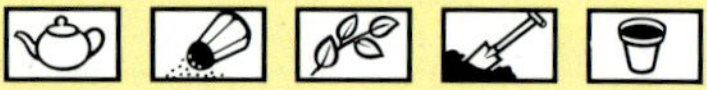

Merkmale: Einjährige, recht kälteempfindliche Pflanze mit aufrechtem, ästigem, hohlem Stengel bis etwa 30 cm Höhe. Blätter gegenständig, ungeteilt, fast ganzrandig, hellgrün. Lippenblüten ziemlich klein, weißlich oder rötlich. Alle oberirdischen Teile der Pflanze duften stark aromatisch. *Blütezeit VII–IX.*
Vorkommen: Die Pflanze ist im südwestlichen Asien beheimatet und in Europa etwa seit dem 12. Jahrhundert als Würzpflanze bekannt. Wegen der Frostempfindlichkeit keine Verwilderung.
Verwendete Teile: Frische Blätter oder Triebspitzen.
Inhaltsstoffe: Ätherisches Öl mit Methylchavicol, Linalool, Cineol und Ocimen; ferner Gerbstoff und Saponin.
Kultur: Aussaat Ende Mai an sonniger Stelle oder Topfkultur.

Anwendung

Als Heilpflanze regt Basilikum den Appetit an, fördert die Verdauung, wirkt blähungstreibend und sekretionsfördernd.
Zubereitung: 2 Teelöffel/Tasse, nicht kochen, warm ausziehen! Als Würzkraut zu allen Tomaten- und Nudelgerichten, zu Omelette und Fischgerichten. Beim Trocknen geht die Würzkraft verloren; geerntetes Kraut daher einfrieren.

Beifuß *Artemisia vulgaris*
Familie Korbblütengewächse (Asteraceae)
E Mugwort F Armoise vulgaire I Artemisia, Amarella

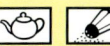

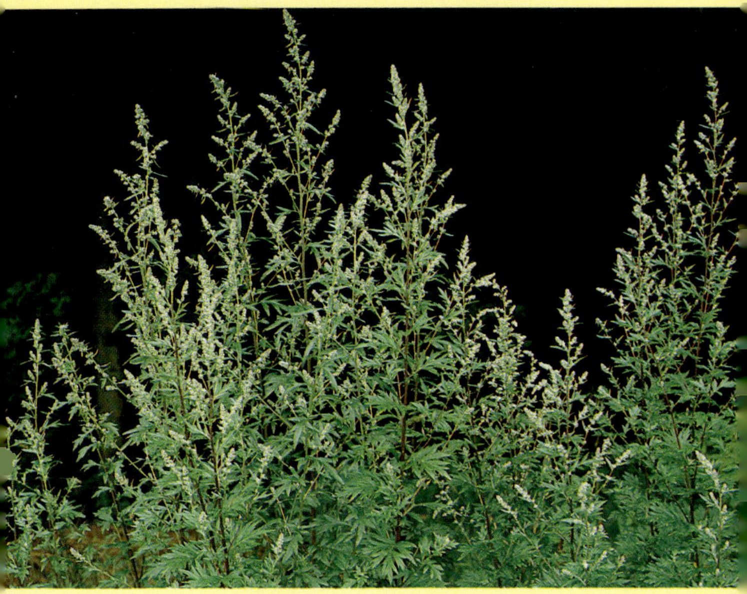

Merkmale: Mehrjährige, stark ästig verzweigte Pflanze von 100–150 cm Wuchshöhe mit rötlich überlaufenen, kahlen Stengeln. Blätter wechselständig, oberseits nahezu kahl, unterseits kurzfilzig, leierförmig gefiedert bis tief fiederteilig. Blütenköpfe gelblich-rötlich, klein, etwas kugelig, zahlreich in steifen, rispigen Blütenständen. *Blütezeit VII–IX.*
Vorkommen: Ziemlich häufig an Wegrändern, Säumen, Gebüschen, an sonnig-trockenen Ruderalstellen.
Verwendete Teile: Frisches oder getrocknetes Kraut, seltener auch der Wurzelstock.
Inhaltsstoffe: Ätherisches Öl mit (wenig) Thujon, Cineol und anderen flüchtigen Stoffen, ferner Bitter- und Gerbstoff.
Kultur: Beifuß gehört in jeden richtigen Kräutergarten.

Anwendung

Beifuß wirkt anregend auf die Magenfunktion und gegen Durchfall oder Blähungen.
Zubereitung: 1 Teelöffel Kraut/Tasse, 8–10 min ziehen lassen, bis 3 mal täglich. Nicht für den Dauergebrauch!
Als Gewürz (frisch oder getrocknet) zu sehr fetten Speisen (Aal, Gans, Ente, Hammel). Mildes, sehr angenehmes Aroma.

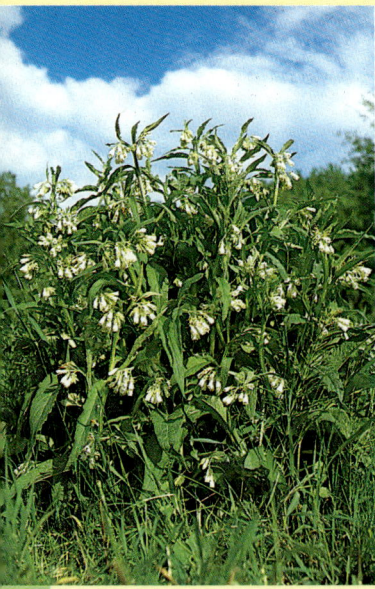
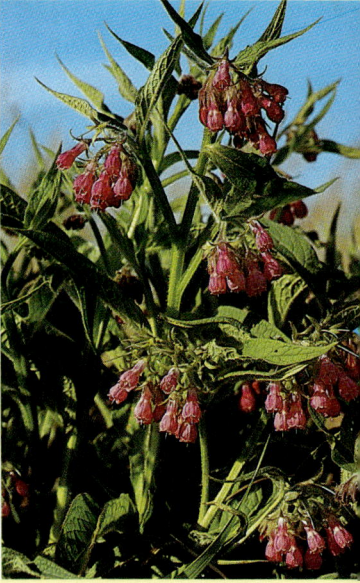

Beinwell *Symphytum officinale*
Familie Rauhblattgewächse (Boraginaceae)
E Common Comfrey F Grande Consoude I Consolida maggiore

Merkmale: Mehrjährige Pflanze von 80–150 cm Höhe mit verzweigtem Wurzelstock und ästigem, rauhhaarigem Stengel. Blätter wechselständig, länglich-oval, gestielt oder sitzend, unterseits mit stark vortretenden Blattnerven, etwas runzlig. Blüten in Doppelwickeln, Krone glockig-röhrig, cremeweiß bis dunkelviolett. *Blütezeit V–VII.*

Vorkommen: Verbreitet bis häufig an feuchten Gräben, Wegrändern und Säumen auf nährstoffreichem, frischem Boden, auch in Bachauen.

Verwendete Teile: Getrocknete Wurzelorgane und Blätter.

Inhaltsstoffe: Allantoin, Gerbstoffe, Schleim, Glykoside, geringe Mengen Alkaloide.

Kultur: Einzelstauden sind im Kräutergarten sehr dekorativ. Besonders geeignet als Hintergrundbepflanzung entlang von Mauern oder an Zäunen.

Anwendung
Seit dem Altertum äußerlich bei schlecht heilenden Wunden, Knochenbrüchen und Knochenhautentzündungen (Name!) verwendet. Zubereitung: 3 Eßlöffel Wurzel in 1/2 Liter Wasser als Kaltauszug oder Abkochung für Umschläge oder als Paste, auch gegen Prellungen und Blutergüsse.

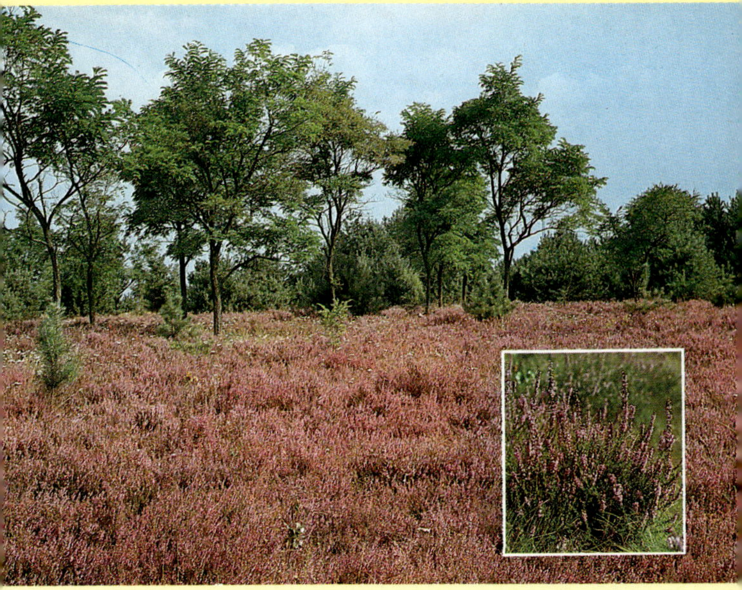

![photo]

Besenheide *Calluna vulgaris*
Familie Heidekrautgewächse (Ericaceae)
E Heather F Callune I Brugo

Merkmale: Zwergstrauch von 20–80 cm Wuchshöhe mit niederliegendem und aufsteigendem Astwerk, an den Knoten oft bewurzelt. Blätter gegenständig, sehr klein, linealisch-lanzettlich, um 1–2 mm lang, decken sich gegenseitig dachziegelartig, randlich etwas eingerollt. Blüten einzeln in endständigen Trauben. Kelch 4teilig, kräftig hellpurpurn, Krone etwas kürzer, glockig, purpurn. Kapselfrüchte unauffällig. *Blütezeit VII–IX.*

Vorkommen: Verbreitet bis häufig auf Heiden und oberflächlich trockenen Mooren, dazu auch in Magerrasen und bodensauren Nadelforsten. Magerkeits- und Säurezeiger.

Verwendete Teile: Getrocknete Zweigenden oder Blüten.

Inhaltsstoffe: Arbutin, Hydrochinon, Gerbstoff, Flavonglykoside.

Kultur: Besenheide gibt es in vielen Farb- und Größenvarietäten für den eigenen Kräuter- oder Heidegarten.

Anwendung

Oft als harntreibendes Mittel eingesetzt.
Zubereitung: 1–2 Teelöffel/Tasse aufkochen und 5 min ziehen lassen. Heidekrautblütentee, mit Honig gesüßt, entfaltet eine mild beruhigende Wirkung.

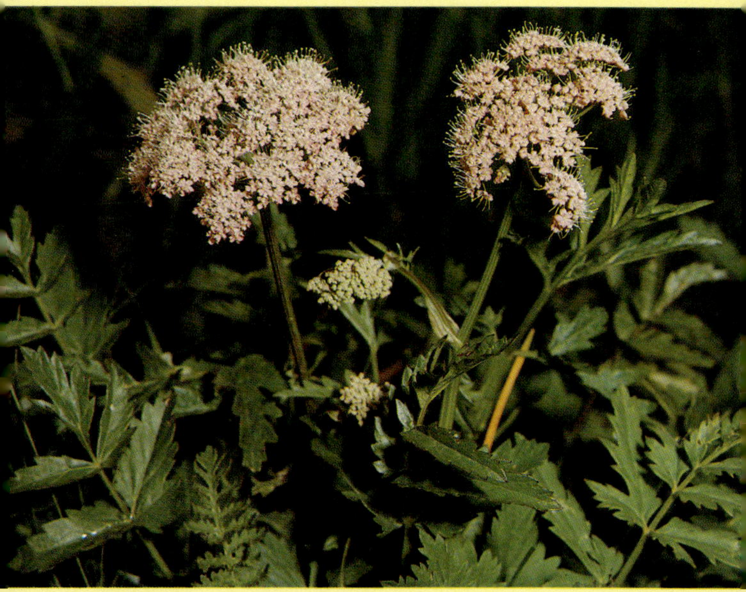

Bibernelle *Pimpinella major*
Familie Doldenblütengewächse (Apiaceae)
E Greater Burnet Saxifrage F Grande Boucage I Pimpinella

Merkmale: Mehrjährige Pflanze mit verzweigtem, kahlem, hohlem, längsfurchigem Stengel, etwa 50–120 cm hoch. Blätter unpaarig gefiedert, Fiedern 2–7, oval-länglich, zugespitzt, gezähnt. Obere Stengelblätter nur noch 3zählig gefiedert. Blüten in zusammengesetzten Dolden, 3–6 cm breit, flach gewölbt. *Blütezeit VI–IX.*

Vorkommen: Vor allem in der Gebirgsstufe verbreitet und häufig in Fettwiesen.

Verwendete Teile: Getrocknete Wurzeln und Wurzelstöcke.

Inhaltsstoffe: Ätherisches Öl, Saponin, Cumarinabkömmlinge (u. a. Pimpinellin), Gerbstoffe.

Anwendung

Bibernellenwurzel wirkt schleimlösend und ist daher häufig in Hustenmitteln enthalten. Zudem dient sie als Zusatz zu Gurgelmitteln bei Entzündungen des Mund- und Rachenraums.
Zubereitung: Aufguß von 2 Teelöffel/Tasse, 15 min ziehen lassen. Aufguß heiß trinken.
Ähnlich wurde auch die nahe verwandte Kleine Bibernelle (*Pimpinella saxifraga*) verwendet, die in allen Teilen etwas kleiner ist. Mitunter wird auch der Kleine Wiesenknopf (*Sanguisorba minor*) als Bibernelle bezeichnet.

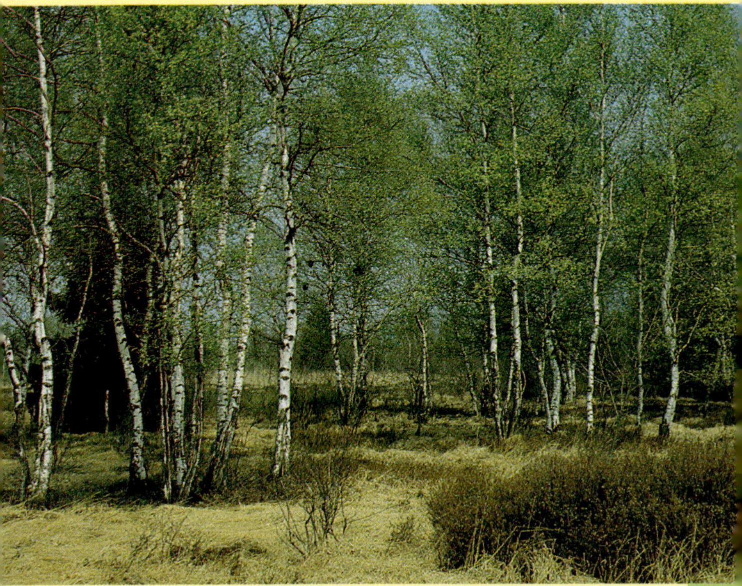

Birke, Hänge-Birke *Betula pendula*
Familie Birkengewächse (Betulaceae)
E Silver Birch F Bouleau d'Europe I Betulla

Merkmale: Sommergrüner, bis etwa 20 m hoher Laubbaum mit rundlicher oder unregelmäßiger Krone. Stamm gerade oder einseitig geneigt. Zweige sehr lang, zuletzt schleierartig herabhängend. Rinde glatt, silbrig-weiß, am Stamm zunehmend tiefrissig gefeldert. Blätter rundlich-oval gestielt, gesägt, ziemlich dünn. Männliche Kätzchen 3–6 cm lang, beim Stäuben hellgelb. Weibliche Kätzchen grün, später braun. *Blütezeit III–IV.*

Vorkommen: Häufiges Laubholz in Schlagfluren, an Waldrändern, vor allem auf sandigem, trockenem Boden. Pioniergehölz.

Verwendete Teile: Junge Blätter, früher auch Blutungssaft aus dem Stamm; Birkenteer aus Zweigen und Rinde (nur noch für Fertigarzneien für die Tiermedizin).

Inhaltsstoffe: Mehrere Flavonglykoside, Gerbstoffe, in jungen Blättern auch Saponin.

Anwendung

Birkenblätter sind ein zuverlässig harn- und schweißtreibendes Mittel, das die Nieren allerdings kaum reizt.

Aufguß (2 Teelöffel/Tasse, 15 min ziehen lassen) gegen Nieren- und Blasenleiden oder rheumatische Beschwerden, auch in der Frühjahrskur zum Blutreinigen.

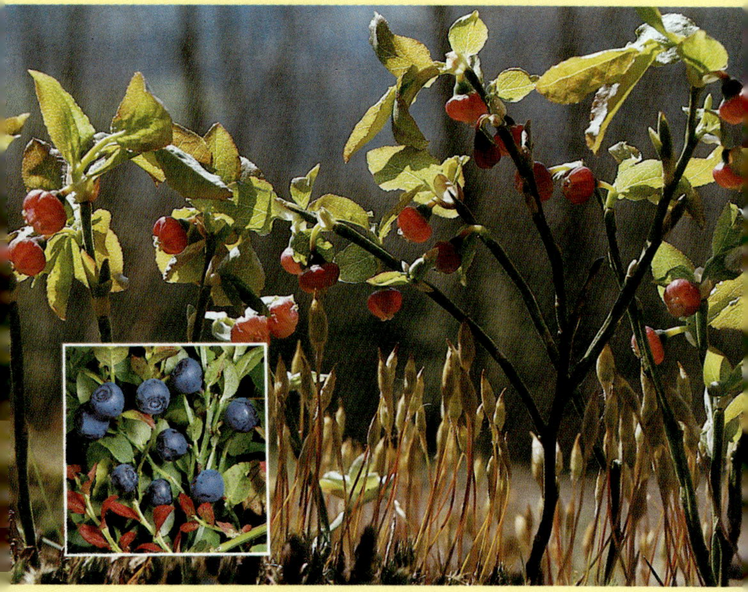

Blaubeere *Vaccinium myrtillus*
Familie Heidekrautgewächse (Ericaceae)
E Bilberry F Myrtille, Brimbelle I Mirtillo

Merkmale: Ein sommergrüner Zwergstrauch bis etwa 40 cm Höhe mit kriechender Grundachse und aufsteigenden, kantigen, hellgrünen Zweigen. Blätter wechselständig, kurzgestielt, fein gezähnt, hellgrün. Blüten zu 1–2 in den Blattachseln, Krone glockig-krugförmig, um 5 mm breit, mit umgeschlagenen Zipfeln. Beere kugelig, bläulich bereift, mit dunkelrotem Saft. *Blütezeit VI–VIII.* Fruchtreife VII–IX.

Vorkommen: Weit verbreitet und stellenweise recht häufig in lichten Nadelforsten und bodensauren Laubwäldern, auch in Heiden und anderen Zwergstrauchgesellschaften, bis etwa 2000 m.

Verwendete Teile: Frische oder getrocknete Beeren, seltener auch Blätter.

Inhaltsstoffe: Anthocyanglykoside, Fruchtsäuren, Gerbstoffe, Vitamine, Flavonoide, in den Blättern auch Arbutin.

Kultur: Blaubeeren können im Heidegarten kultiviert werden.

Anwendung
Die frischen Beeren sind beliebte und wertvolle Wildfrüchte. Sie wirken in größerer Menge leicht abführend. Getrocknete Heidelbeeren sind ein bewährtes Mittel gegen Durchfallerkrankungen, ebenso wie ein mit getrockneten Beeren angesetzter Rotwein.

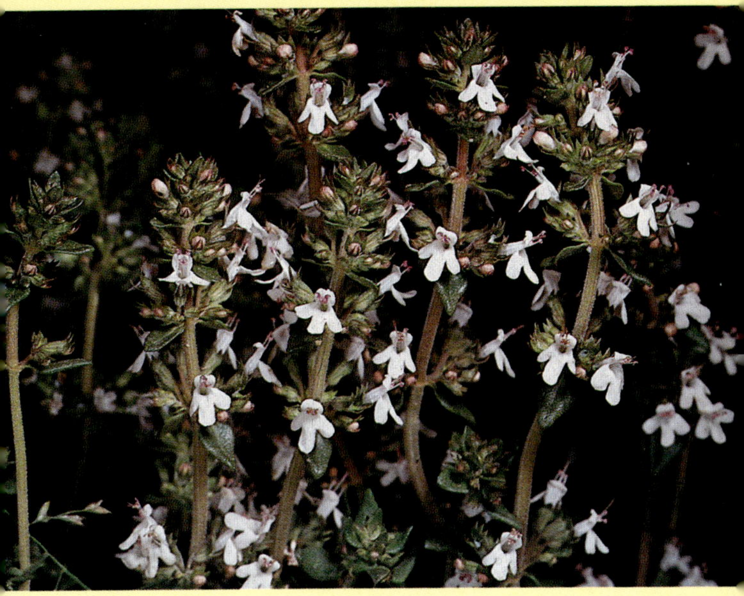

Bohnenkraut *Satureja hortensis*
Familie Lippenblütengewächse (Lamiaceae)
E Savory F Sariette I Santoreggia

Merkmale: Einjährige, selten auch überwinternde Pflanze bis etwa 30 cm Höhe, buschig verzweigt, mit rötlich überlaufenen Ästen. Blätter gegenständig, ungeteilt, schmal-linealisch, drüsig punktiert. Blütenkrone lila-weißlich. Ganze Pflanze duftet beim Zerreiben stark aromatisch. *Blütezeit VII–IX.*

Vorkommen: Ursprünglich nur im Schwarzmeer- und Mittelmeergebiet, seit Jahrhunderten jedoch in Kloster- und Kräutergärten. Verwildert sehr leicht.

Verwendete Teile: Frisches oder getrocknetes Kraut.

Inhaltsstoffe: Ätherisches Öl mit Carvacrol, Cymol, Cymen, Caryophyllen, Cadinen sowie Gerbstoffe.

Kultur: Bohnenkraut benötigt im Garten und im Blumentopf lockere Erde und einen sonnigen Standort. Die mehrjährige Verwandte (= *Satureja montana*) ist weniger aromatisch, wird aber ähnlich verwendet.

Anwendung

Als Medizinalpflanze vor allem gegen Entzündungen im Magen-/Darmbereich oder der oberen Atemwege.
Zubereitung: 2–3 Teelöffel/Tasse 8–12 min ziehen lassen.
In der Kräuterküche ist Bohnenkraut ein sehr geschätztes Gewürz.

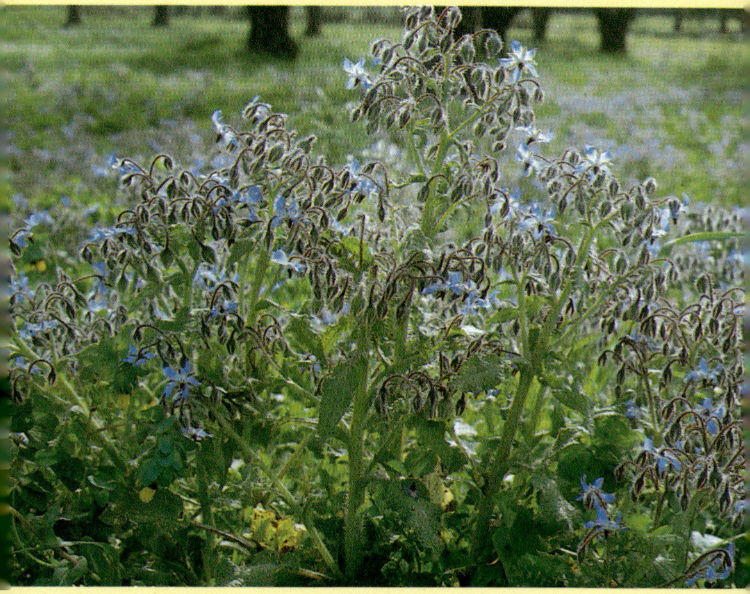

Borretsch *Borago officinalis*
Familie Rauhblattgewächse (Boraginaceae)
E Borage F Bourrache I Borragine

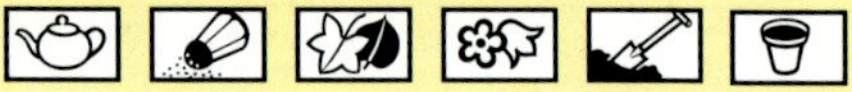

Merkmale: Einjährige, stattliche Pflanze bis etwa 60 cm Höhe mit aufrechtem, ästigem, ziemlich rauhhaarigem Stengel. Blätter sitzend bis leicht stengelumfassend, ungeteilt, ganzrandig, steifhaarig. Blüten gestielt, radiär, mit ausgebreiteten himmelblauen (selten weißen) Kronblattzipfeln, Kelch tief geteilt. *Blütezeit V–IX.*

Vorkommen: Häufig in Gärten gezogen, daher nicht selten auch verwildert, vor allem an nährstoffreichen Schuttstellen.

Verwendete Teile: Frisches Kraut und Blüten.

Inhaltsstoffe: Ätherisches Öl, Schleim, Gerbstoffe, Saponin.

Anwendung

Wertvolle Heilpflanze. Die Inhaltsstoffe wirken sehr mild harntreibend und abführend, aber auch entzündungswidrig.

Zubereitung: 2 Teelöffel zerkleinertes frisches Kraut/Tasse, 10 min ziehen lassen, gegen Gelenkbeschwerden, zur Blutreinigung und gegen Husten.

Das feine gurkenähnliche Aroma, in der Küche sehr geschätzt, verliert sich beim Trocknen. Frisches oder tiefgefrorenes Kraut nimmt man zu Salat, Kohl-, Erbsen- und Linsengerichten oder Omelette.

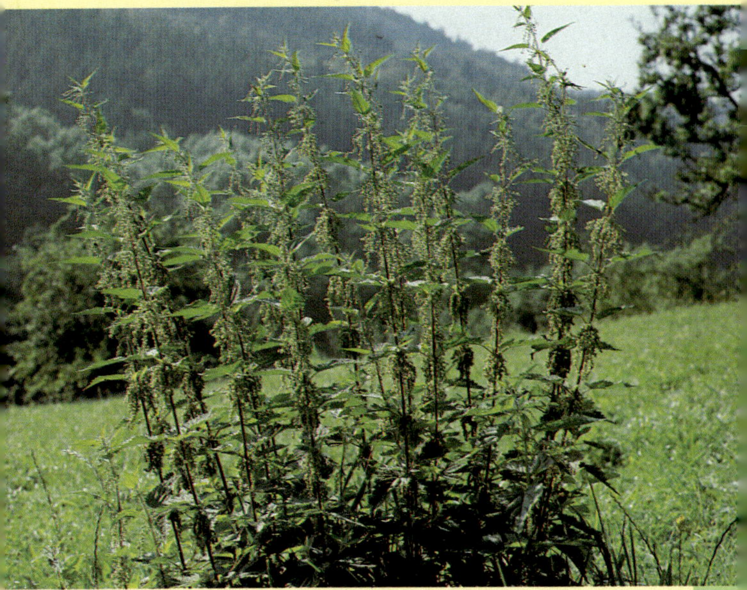

Brennessel *Urtica dioica*
Familie Brennesselgewächse (Urticaceae)
E Nettle F Grande Ortie I Ortica

Merkmale: Mehrjährige Pflanze mit unverzweigtem, bis etwa 150 cm hohem Stengel. Blätter kreuzgegenständig, 3–9 cm lang, grob gezähnt, gestielt, mattgrün. Stengel, Blattstiele und Spreiten mit borstigen, an der Spitze spröden Brennhaaren. Blüten eingeschlechtig, in langen, hängenden Rispen. *Blütezeit VI–VII.*

Vorkommen: Sehr häufig in Hochstaudenfluren an Fluß- und Bachufern, an Schuttstellen und in Gebüschen. Stickstoffanzeiger.

Verwendete Teile: Frische oder getrocknete Blätter und Triebe. Vitamine, Acetylcholin, Histamin, Ameisensäure.

Anwendung

Brennessel wirkt leicht diuretisch, antirheumatisch und durchblutungsfördernd.

Aufguß: 1–2 Teelöffel/Tasse, 15 min ziehen lassen, zur Blutreinigung und gegen rheumatische Beschwerden. Mehrmals täglich, aber nicht über längere Zeit nehmen.

Aus den jungen Blättern und Trieben der Brennessel kann man ein sehr schmackhaftes Wildgemüse zubereiten. Die Blätter eignen sich auch für Wildpflanzensalate (beim Waschen werden die Brennhaare zerstört) und für Kräutersaucen.

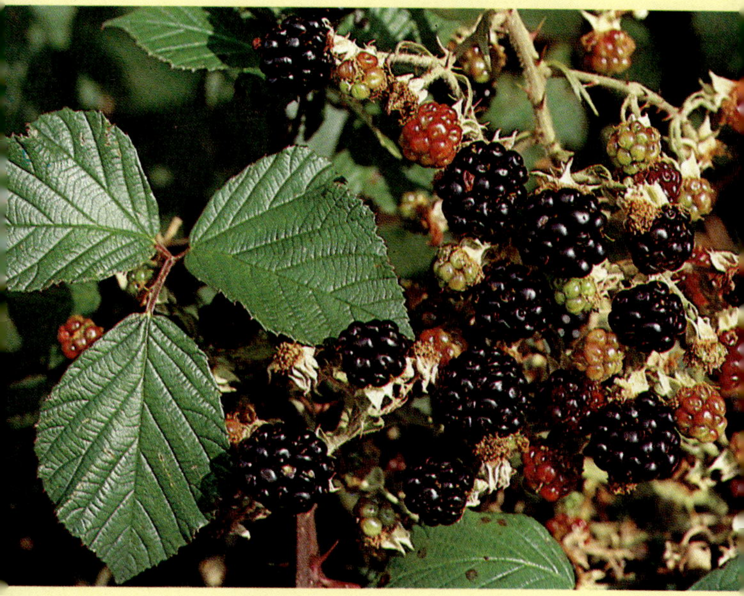

Brombeere *Rubus fruticosus*
Familie Rosengewächse (Rosaceae)
E Bramble F Ronce frutescante I Rovo

Merkmale: Sommergrüner Strauch mit kriechenden, liegenden, aufsteigenden oder überhängenden Stengeln, etwa 50–200 cm hoch, stark stachelig bewehrt. Blätter unpaarig gefiedert, manchmal grün oder purpurrot überwinternd. Blüten nur am 2jährigen Holz, weiß oder leicht rosa. Die Brom„beere" ist eine schwarzglänzende Sammelsteinfrucht. Formenreiche Art. *Blütezeit VI–VII.* Fruchtreife VIII–IX.

Vorkommen: Häufig an Weg- und Gebüschsäumen.

Verwendete Teile: Medizinisch werden nur die Blätter verwendet; Früchte sind ein wertvolles Wildobst.

Inhaltsstoffe: Ätherisches Öl, Gerbstoffe, Vitamine (vor allem in den Früchten), Flavonoide.

Anwendung

Brombeerblätter sind eine wichtige Gerbstoffdroge und werden bei Durchfallerkrankungen verwendet. Ein Aufguß (1–2 Teelöffel/Tasse) wird auch zum Gurgeln gegen Entzündungen im Mund-/Rachenbereich genommen. Wenn man frisch gesammelte Brombeerblätter einige Tage in der Wärme feucht hält (fermentiert) und dann allmählich trocknet, erhält man einen wohlschmeckenden Frühstückstee. Brombeersaft hilft gegen Heiserkeit und Halskatarrhe.

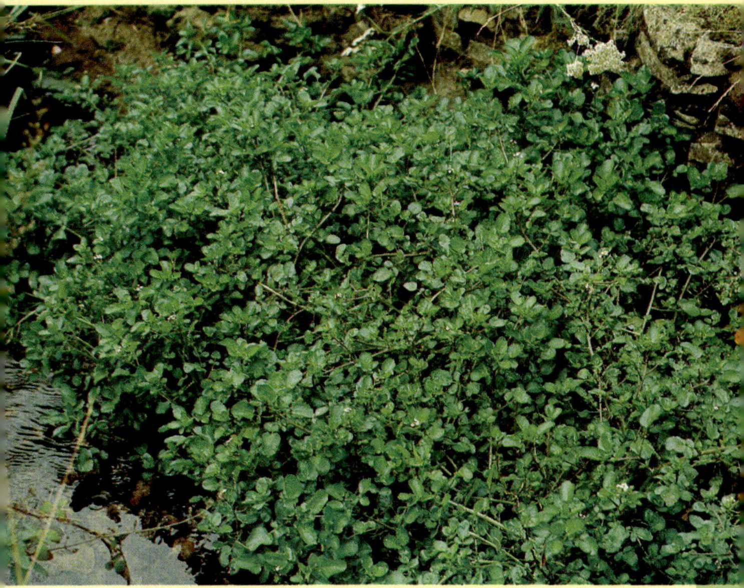

Brunnenkresse *Nasturtium officinale*
Familie Kreuzblütengewächse (Brassicaceae)
E Watercress F Cresson de fontaine I Crescione

Merkmale: Mehrjährige, wintergrüne Pflanze mit kahlen oder nur spärlich behaarten, meist kriechenden Stengeln, etwa 40–100 cm lang. Blätter wechselständig, ragen nur wenig aus dem Wasser, unpaarig gefiedert. Blüten in lockeren Trauben, weiß. Schoten um 15 mm lang, abstehend. *Blütezeit V–IX.*

Vorkommen: Weit verbreitete Wasserpflanze im Flutsaum von Gräben und Bächen. In Quelltöpfen und Brunnen. Heute durch Kultur weltweit verbreitet.

Verwendete Teile: Frisches Kraut, am besten vor der Blüte.

Inhaltsstoffe: Mineralsalze, Vitamine, Senfölglykoside.

Kultur: Brunnenkresse kann man in Plastikschalen auch auf dem Balkon kultivieren. Am ehesten gelingt die Pflanzung mit Triebstecklingen. Nach dem Einwurzeln den Wasserstand auf 1 cm über der Pflanzerde einstellen.

Anwendung
Gegen verschiedene Formen von Katarrhen der Atemwege, gegen rheumatische Beschwerden, zu Frühjahrskuren.
Aufguß: 2 Teelöffel/Tasse, 5 min ziehen lassen; auch als Preßsaft (1/2 Teelöffel).
Daneben ist Brunnenkresse ein wertvolles Wildgemüse.

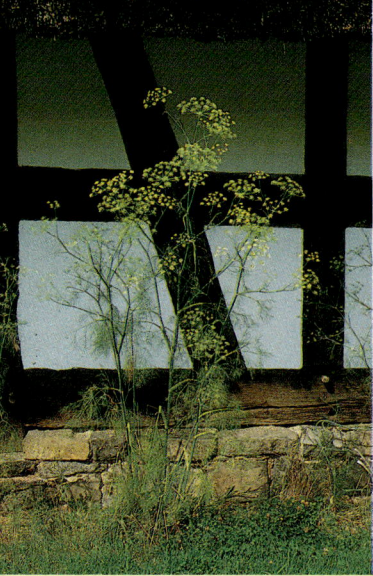 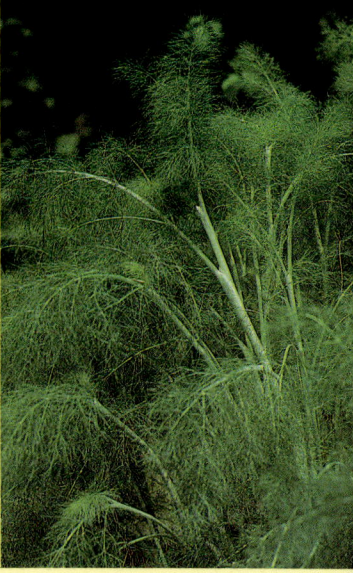

Dill *Anethum graveolens*
Familie Doldenblütengewächse (Apiaceae)
E Dill F Aneth I Aneto

<u>Merkmale:</u> Einjährige, meist unverzweigte Pflanze, etwa 40–125 cm hoch. Stengel röhrig hohl (Unterschied zum ähnlichen Fenchel!) sehr fein gerillt, längsstreifig. Blätter mehrfach fiederschnittig, mit schmal-linealischen Endzipfeln. Blüten gelblich, zahlreich in zusammengesetzter Dolde mit 7–30 Strahlen. Früchte mit strohgelbem Flügelsaum.
Blütezeit VIII–IX.
<u>Vorkommen:</u> Dill ist in Vorderasien heimisch und bei uns seit der Karolingerzeit in Kultur. Die Pflanze ist winterfest und verwildert mitunter.

<u>Verwendete Teile:</u> Frisches Kraut und reife Früchte.
<u>Inhaltsstoffe:</u> Ätherisches Öl mit Carvon, Phellandren, Limonen, daneben Furocumarine.
<u>Kultur:</u> Die Kultur von Dill im Kräutergarten ist recht einfach. Die Pflanze gedeiht auch im Topf auf der Fensterbank. Ein sonniger Platz und gut feuchte Erde werden gerne angenommen.

Anwendung

Dill wirkt gegen Blähungen, Appetitlosigkeit und Verdauungsbeschwerden, auch gegen Schlaflosigkeit.
<u>Aufguß:</u> 1 Teelöffel zerkleinerte Früchte/Tasse.
Dill wird auch in der feinen Kräuterküche sehr geschätzt.

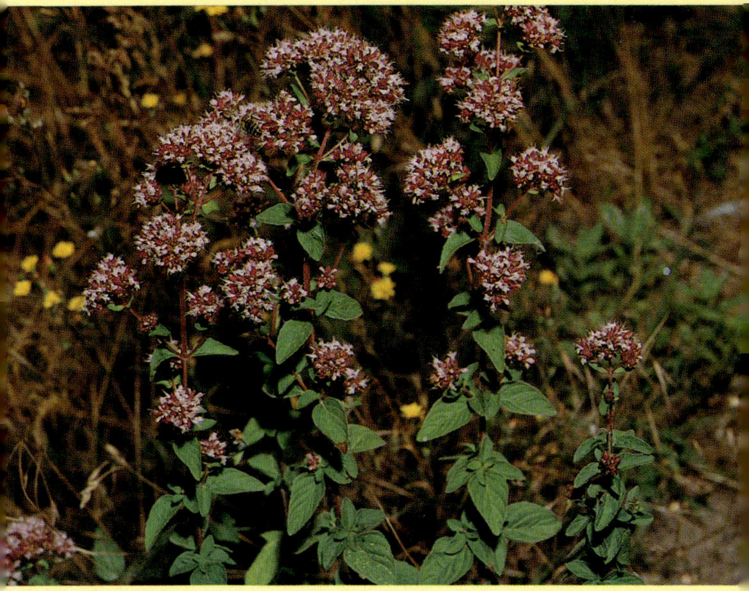

Dost *Origanum vulgare*
Familie Lippenblütengewächse (Lamiaceae)
E Marjoram F Marjolaine I Origano

Merkmale: Mehrjährige Pflanze von etwa 30–80 cm Höhe mit sehr festem, aber dünnem, ästigem Stengel. Blätter kreuzgegenständig, ungeteilt, ganzrandig. 1–30 cm lang, anliegend behaart. Blüten in dichten, doldenähnlichen Blütenständen, rosa-purpurn. Alle Teile der Pflanze duften beim Zerreiben würzig aromatisch. *Blütezeit: VII–IX.*

Vorkommen: Verbreitet an trockenen und sonnigen Standorten.

Verwendete Teile: Frisches oder getrocknetes Kraut.

Inhaltsstoffe: Ätherisches Öl mit Bisabolen, Thymol, Carvacrol, zusätzlich Bitter- und Gerbstoff.

Kultur: Die Pflanze kann leicht im Garten oder Topf auf der Fensterbank gezogen werden. Ähnlich wie Dost wird der nahe verwandte **Majoran** *(Origanum majorana)* verwendet.

Anwendung

Dost ist ein krampflösendes Mittel bei Keuchhusten und Magen-/Darmbeschwerden.

Das Kraut dient in der Küche (frisch oder getrocknet) zum Aromatisieren von Saucen, Suppen, Salaten und verschiedenen Fleisch- und Nudelgerichten. Dost ist die klassische Gewürzzutat zur Pizza und Bestandteil der Kräutermischung „Herbes de Provençe".

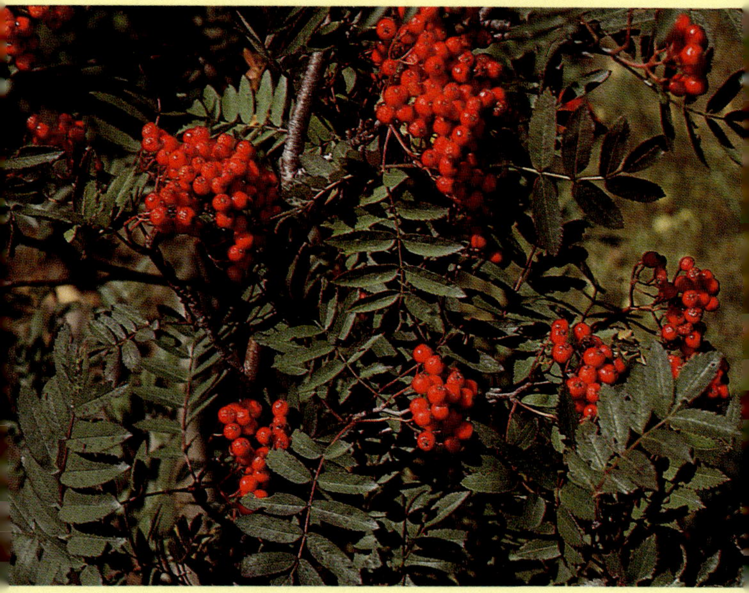

Eberesche, Vogelbeere *Sorbus aucuparia*
Familie Rosengewächse (Rosaceae)
E Rowan, Mountain Ash F Sorbier des oiseleurs I Sorbo degli uccelatori

Merkmale: Ein sommergrüner Laubbaum von 5–15 m Höhe mit meist unregelmäßiger, offener Krone. Äste ziemlich schlank. Rinde hellgrau. Blätter unpaarig gefiedert, bis etwa 25 cm lang. Fiedern zu 14–18, alle ungefähr gleich groß, gezähnt, oberseits matt. Blüten zahlreich in flach gewölbten Schirmrispen. Kronblätter weißlich. *Blütezeit V–VI.* Fruchtreife VII–IX.

Vorkommen: Weit verbreitete und häufige Art in Wäldern, Gebüschen und Flurgehölzen.

Verwendete Teile: Getrocknete Blüten sowie getrocknete oder frische Früchte.

Inhaltsstoffe: Fruchtsäuren, Sorbit, Parasorbinsäure, Sorbinsäure.

Anwendung

Zubereitungen aus der Eberesche werden als mild harntreibendes, abführendes und stoffwechselanregendes Mittel verwendet.
Zubereitung: 1 Teelöffel getrocknete Blüten oder Früchte/Tasse, 10 min ziehen lassen.
Wegen der Parasorbinsäure galt die Verwendung der frischen Früchte zeitweise als bedenklich. Beim Trocknen und Kochen (Bereitung von Kompott oder Konfitüre) wird diese Substanz jedoch zerstört. Manche Sorten sind nahezu bitterstofffrei.

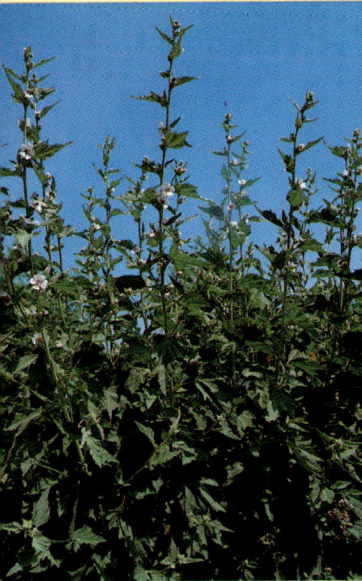
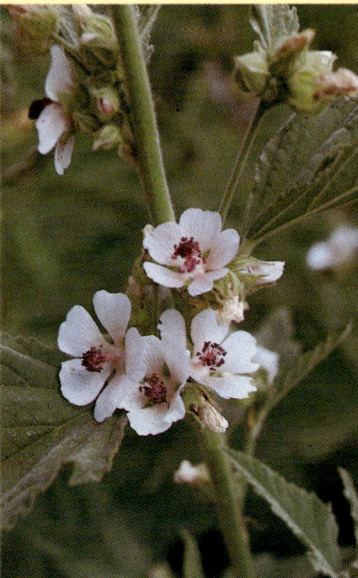

Eibisch *Althaea officinalis*
Familie Malvengewächse (Malvaceae)
E Marsh Mallow F Guimauve I Bismalva

Merkmale: Mehrjährige Pflanze von etwa 100–150 cm Höhe mit kräftigem Wurzelstock und aufrechten, wenig ästigen Stengeln. Stengelblätter 3–5lappig, unregelmäßig gezähnt, auffällig samtig behaart. Blüten auf kurzen Stielen zu 1–3 achselständig, mit mehrteiligem Außenkelch, 5teiligem Kelch. Kronblätter rosarot oder weiß. *Blütezeit VII–VIII.*

Vorkommen: Eigentlich eine Küstenpflanze und in Salzwiesen/-röhrichten beheimatet.

Verwendete Teile: Hauptsächlich der getrocknete Wurzelstock, mitunter auch getrocknete Blätter und Blüten.

Inhaltsstoffe: Kohlenhydrate, Schleimstoffe, ätherisches Öl (Spur), Gerbstoffe.

Kultur: Ungemein dekorative Medizinalpflanze, die einen Kräuternutzgarten zusätzlich wirksam verziert. Pflanzgut ist in großen Staudengärtnereien erhältlich. Die Pflanze benötigt tiefgründigen Boden und viel Sonne.

Anwendung

Eibisch wird als Kaltwasserauszug, Tee (jeweils 1–2 Teelöffel/Tasse) oder Sirup zur Reizmilderung bei Erkältung und Husten verwendet, wegen der milden Wirkung besonders in der Kinderheilkunde.

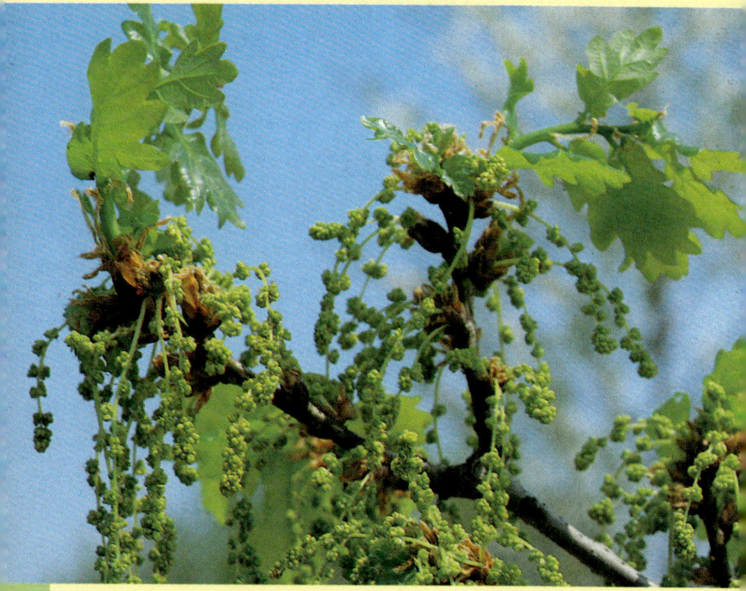

Eiche, Stiel-Eiche *Quercus robur*
Familie Buchengewächse (Fagaceae)
E Pedunculate Oak F Chêne pédonculé I Quercia

Merkmale: Ein sommergrüner Laubbaum bis etwa 50 m Höhe. Blätter wechselständig, kurzgestielt, oberseits wenig glänzend, unregelmäßig gebuchtet, am Grunde geöhrt. Die Früchte (Eicheln) sitzen auf langen Stielen. *Blütezeit V.*

Vorkommen: Wichtiger, forstlich genutzter Waldbaum, überall in Europa verbreitet.

Verwendete Teile: Eicheln, häufiger die getrocknete Rinde 5–12jähriger Stämme und Äste.

Inhaltsstoffe: Eichenrinde enthält 8–20% Gerbstoffe. Der Gehalt nimmt mit der Lagerung ab, auch nach gründlicher Trocknung.

Anwendung

Eichenrinde gehört zu den wirksamsten einheimischen Gerbstoffdrogen, mit stark zusammenziehender Wirkung. Wegen der starken Wirksamkeit kommt nur äußerliche Anwendung in Frage, etwa bei Frostschäden an Gliedmaßen in Kompressen und Umschlägen, bei Hautentzündungen oder (aufgepinselt) bei Zahnfleischbluten.
Bei innerlicher Anwendung Störungen im Magen-/Darmtrakt!
Zubereitung: 2 Eßlöffel geschrotete Rinde in 1/2 Liter Wasser 15 min lang aufkochen.
Ähnliche Wirkungen zeigt die Trauben-Eiche (*Quercus petraea*).

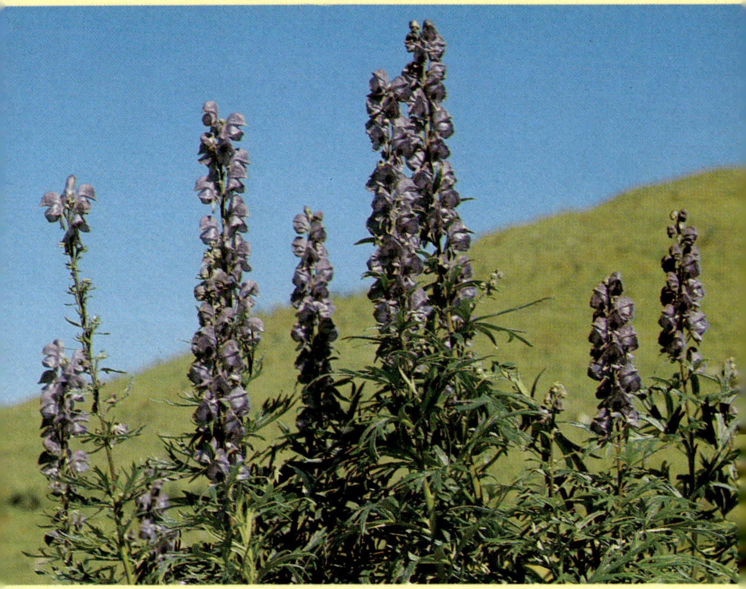

Eisenhut *Aconitum napellus*
Familie Hahnenfußgewächse (Ranunculaceae)
E Monkshood F Aconit napel, Casque de Jupiter I Aconito

<u>Merkmale:</u> Mehrjährige Pflanze von 50–150 cm Höhe mit rübenartig verdicktem Wurzelstock und zahlreichen ästigen Faserwurzeln. Blätter handförmig geteilt, wechselständig, oberseits glänzend dunkelgrün. Blüten dunkelviolett, in vielblütigen, endständigen Trauben, innen fein behaart. Staubblätter zahlreich, gelb. *Blütezeit VI–IX.*

<u>Vorkommen:</u> Zerstreut in subalpinen Hochstaudenfluren, an Bächen, Quellen oder in Gebüschen auf kahlem, sickerfrischem, nährstoffreichem Boden, in den Niederungen seltener. Steht unter Naturschutz.

<u>Verwendete Teile:</u> Wurzelknolle.

<u>Inhaltsstoffe:</u> Verschiedene Alkaloide, in der Hauptsache Aconitin.

<u>Kultur:</u> Eisenhut ist eine alte Bauerngartenpflanze, die vor allem wegen ihres dekorativen Werts und als Bienenfutter angepflanzt wurde. Kulturformen werden in Staudengärtnereien angeboten.

Anwendung

Aconitin lähmt das Nervensystem und wurde daher gelegentlich (vor allem in der Zahnmedizin) als schmerzstillendes Mittel eingesetzt. Aconitin ist eines der stärksten pflanzlichen Gifte überhaupt, so daß die Pflanze für den Eigengebrauch nicht in Frage kommt!

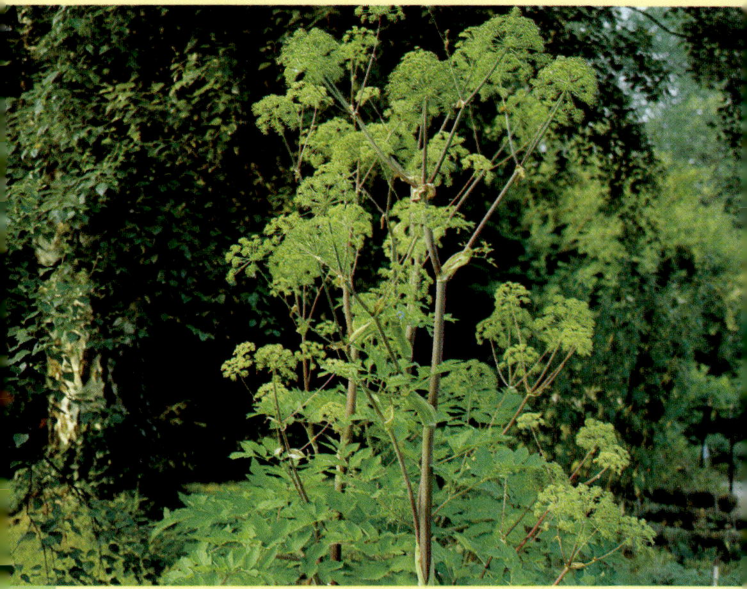

Engelwurz *Angelica archangelica*
Familie Doldenblütengewächse (Apiaceae)
E Angelica F Angélique I Angelica

Merkmale: Zweijährige, sehr ansehnliche Pflanze bis 250 cm Höhe mit dickem, schwammigem Wurzelstock, der einen gelblichen Milchsaft führt. Im Anschnitt wie alle übrigen Teile von würzig aromatischem Duft. Blätter bis 100 cm lang, 3fach gefiedert, Fiedern länglich-oval, grob gezähnt, oberseits dunkelgrün. Blüten zahlreich in großen, halbkugeligen Dolden mit 20–40 Doldenstrahlen. Kronblätter grünlich. *Blütezeit VI–VIII.*

Vorkommen: Oft aus Gartenkultur verwildert und dann in Bach- und Flußauen. Schützenswert!

Verwendete Teile: Wurzelstock.

Inhaltsstoffe: Ätherisches Öl, Angelicasäure, Angelicin, Osthol, Imperatorin, Bitterstoffe.

Kultur: Die Echte Engelwurz ist eine sehr dekorative Aromapflanze und daher eine besondere Zierde des Kräutergartens.
Pflanze benötigt viel Platz!

Anwendung

Aromatische Bitterstoffdroge, die gegen Verdauungsbeschwerden, Magersucht, Appetitlosigkeit oder Blähungen eingesetzt wird.
Aufguß: 1 Teelöffel gepulverte Wurzel/Tasse, 15 min ziehen lassen. Engelwurz ist auch als Tinktur erhältlich und Bestandteil vieler Magen- und Bitterliköre (auch Klosterliköre und Kräuterschnäpse).

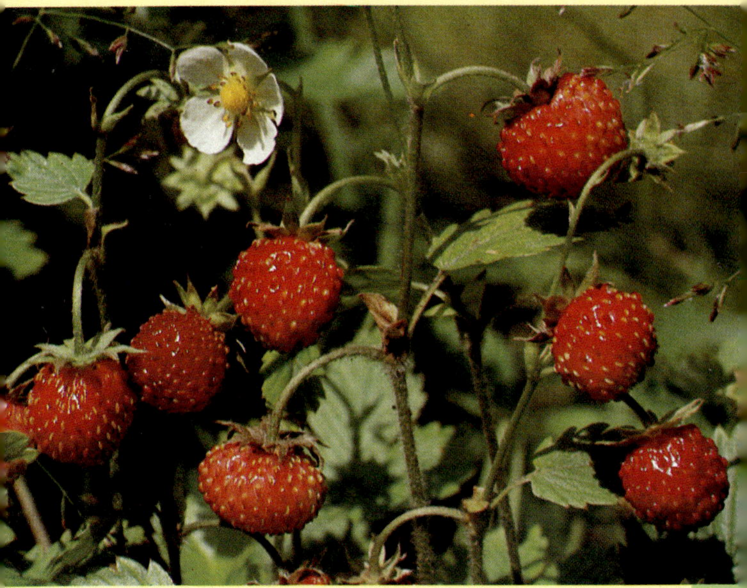

Erdbeere, Wald-Erdbeere *Fragaria vesca*
Familie Rosengewächse (Rosaceae)
E Wild Strawberry F Fraisier des bois I Fragola

Merkmale: Mehrjährige, kleine Pflanze mit kurzem, holzigem Wurzelstock und langen, an den Knoten wurzelnden Ausläufern. Blätter in einer Rosette, langgestielt, anliegend seidig behaart, 3zählig gefiedert, grob gezähnt. Blüten weiß, in wenigblütigen Trugdolden auf langem Schaft. Der gewölbte Blütenboden wächst während der Fruchtreife zur saftigen Erdbeere, einer Scheinfrucht, heran. Die Früchte trägt sie in Gestalt kleiner Nüßchen. *Blütezeit V–VI.* Fruchtzeit VI–VII.

Vorkommen: Verbreitet auf nährstoffreichen, frischen, meist jedoch gestörten Waldböden, an Wegrändern und auf Schlägen.

Verwendete Teile: Junge Blätter und reife Früchte.

Inhaltsstoffe: Junge Blätter führen viele Gerbstoffe, Vitamine.

Anwendung

Erdbeerblätter sind ein sehr geeignetes Mittel gegen Durchfallerkrankungen.

Aufguß: 2 Teelöffel Blätter/Tasse, 5 min ziehen lassen.

Erdbeerblätter (nicht die Blätter der Gartenerdbeeren) kann man auch als Ersatz für Schwarzen Tee nehmen. Walderdbeeren gelten als wertvolles Wildobst mit feinwürzigem Aroma.

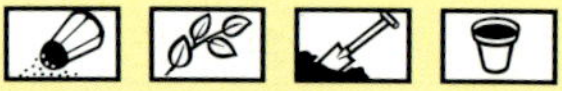

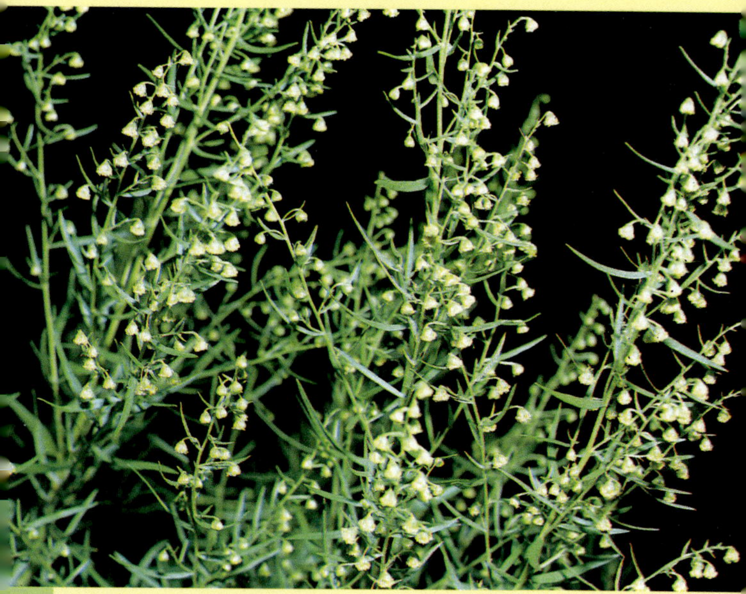

Estragon *Artemisia dracunculus*
Familie Korbblütengewächse (Asteraceae)
E Tarragon F Estragon I Dragonella, Estragone

Merkmale: Mehrjährige, ziemlich schlankwüchsige Pflanze bis 150 cm Höhe, stark buschig verzweigt. Stengel dünn, aber fest. Blätter wechselständig, 2–8 cm lang, ungeteilt oder schwach 3zipflig. Blütenköpfe klein, kugelig, leicht nickend, weißlich-rötlich. *Blütezeit VIII-X.*

Vorkommen: Estragon stammt aus dem östlichen Europa und kontinentalen Nordasien. Seit Jahrhunderten auch bei uns kultiviert, aber nur selten verwildert.

Verwendete Teile: Frisches oder getrocknetes Kraut.

Inhaltsstoffe: Ätherisches Öl mit Phellandren, Estragol, Ocimen, Methylchavicol (in manchen Rassen).

Kultur: In geschützten Lagen ist die Gartenkultur nicht besonders schwierig. Estragon benötigt eine sonnige, aber regelmäßig befeuchtete Stelle. Topfkultur nur für 1–2 Jahre.

Anwendung

Wie die meisten Aromapflanzen dient auch der Estragon der Verdauungsförderung. Außerdem wirkt er leicht diuretisch.
Das feinwürzige Aroma wird gerne zu Steaks, Pilzen, Omelettes und anderen Eierspeisen, außerdem zu Tatarsauce und Fischgerichten verwendet. Sehr beliebt ist auch Estragonessig.

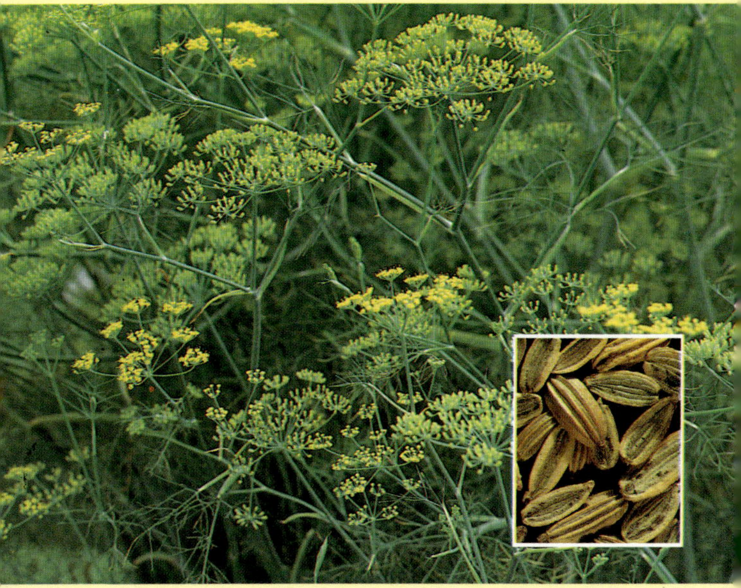

Fenchel *Foeniculum vulgare*
Familie Doldenblütengewächse (Apiaceae)
E Fennel F Fenouil I Finocchio

Merkmale: Zweijährige oder mehrjährige Pflanze bis etwa 200 cm Höhe. Stengel bläulich-grün, kahl, nur in den ältesten Teilen hohl, fein gerillt. Blätter im Umriß 3eckig, mehrfach gefiedert mit fadendünnen Fiederabschnitten. Blüten gelb, zahlreich in großen, zusammengesetzten Dolden bis 15 cm Breite. *Blütezeit: VII–X.*

Vorkommen: Fenchel ist an küstennahen Felsen des Mittelmeeres beheimatet, wird nördlich der Alpen jedoch schon seit Jahrhunderten kultiviert.

Verwendete Teile: Junge Stengel und Blätter, reife Früchte.

Inhaltsstoffe: Ätherisches Öl mit Anethol und Fenchon.

Kultur: Fenchel wird in vielen Sorten angebaut. Die ansehnliche Pflanze benötigt einen lockeren, warmen Boden, daher für sonnige Stellen geeignet.

Anwendung

Fenchel besitzt diuretische, krampflösende und blähungstreibende Wirkungen. Gegen Bronchitis, Blähungen, Appetitlosigkeit.
Zubereitung: 1–2 Teelöffel zerkleinerte Früchte/Tasse.
Fenchelfrüchte nimmt man auch zum Würzen von Gurken oder Sauerkraut. Die Blätter passen gut zu Fischgerichten, zu Kalb- und Schweinefleisch. Kultivierte Sorten werden als Gemüse gegessen.

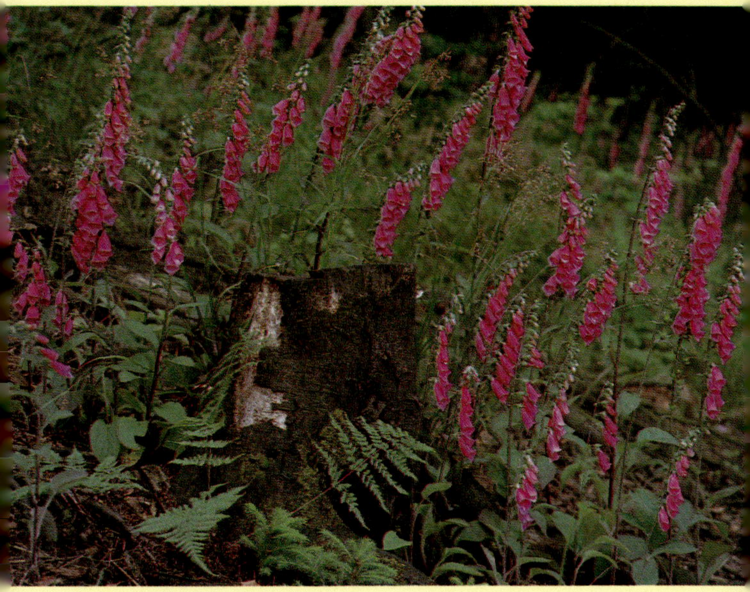

Fingerhut, Roter Fingerhut *Digitalis purpurea*
Familie Rachenblütengewächse (Scrophulariaceae)
E Foxglove F Grande Digitale I Digitale

Merkmale: Zweijährige Pflanze von etwa 50–150 cm Höhe mit aufrechtem, meist unverzweigtem Stengel. Grundblätter in Rosette, Stengelblätter wechselständig, grauhaarig. Blüten nickend, in langer, einseitswendiger Traube ohne Tragblätter, rosa purpurn, gelegentlich auch weiß, innen mit dunkler umrandeten Flecken. *Blütezeit VI–VIII.*

Vorkommen: Weit verbreitet in bodensauren Wäldern und Schlagfluren auf frischen, nährstoffreichen Böden, nach Norden und Osten seltener.

Verwendete Teile: Getrocknete Blätter.

Inhaltsstoffe: Zahlreiche (mehr als 20) herzwirksame Glykoside, die heute in der Medizin meist in reiner Form verwendet werden.

Kultur: Trotz starker Wirksamkeit ist Fingerhut eine sehr dekorative Zierpflanze für den Wildkrautgarten.

Anwendung

Der Rote Fingerhut und seine selteneren gelbblütigen Verwandten führen äußerst wirksame Glykoside, die bei schwerer, fortgeschrittener Herzschwäche eingesetzt werden. Fingerhut ist deshalb eine unserer wichtigsten einheimischen Arzneipflanzen. Wegen seiner Giftigkeit ist der Fingerhut vom Eigenverbrauch ausgeschlossen!

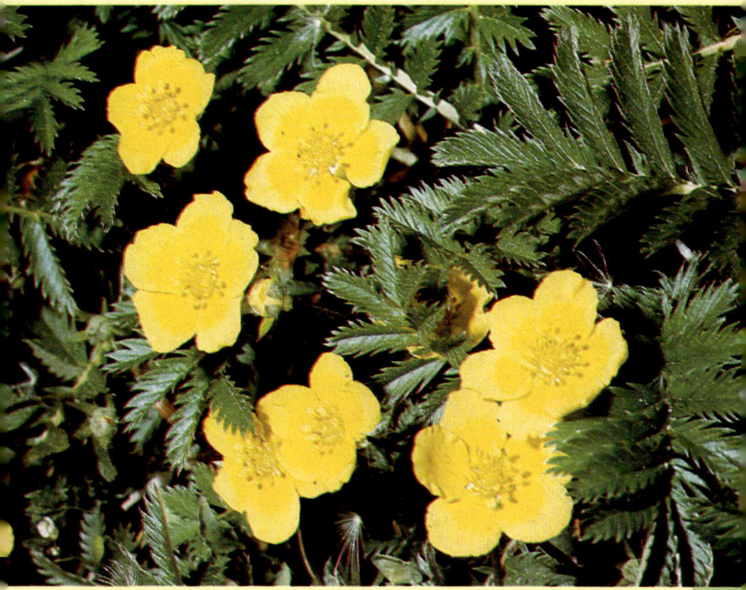

Fingerkraut, Gänse-Fingerkraut *Potentilla anserina*
Familie Rosengewächse (Rosaceae)
E Silverweed F Potentille ansérine I Argentina

Merkmale: Mehrjährige, kleine Pflanze mit verzweigtem Wurzelstock und zahlreichen Ausläufern. Blätter alle in Rosette, 5–25 cm lang, oft beidseits seidig behaart, unpaarig gefiedert. Blüten einzeln, langgestielt, mit leuchtend gelber Blütenkrone. *Blütezeit V–VIII.*

Vorkommen: Ziemlich häufig und weit verbreitet an feuchten Ufern, frischen, nährstoffreichen Ruderalstellen, auf Äckern oder küstennahen Salzwiesen.

Verwendete Teile: Getrocknete Blätter und Blüten.

Inhaltsstoffe: Flavonoide, Gerbstoffe, krampflösender Wirkstoff.

Anwendung

Gänsefingerkraut wird gelegentlich gegen schmerzhafte Monatsblutung, Magen- und Darmbeschwerden oder Gallenleiden verwendet.

Zubereitung als Aufguß: 1 Teelöffel Kraut/Tasse, 5–10 min ziehen lassen.

Äußerlich wird die Pflanze als Gurgelmittel bei entzündlichen Prozessen der Mund- und Rachenhöhle, bei Wunden oder Hautausschlägen eingesetzt. Der Medizin der Antike war diese Heilpflanze unbekannt. Erst im Mittelalter wurde sie zunehmend geschätzt.

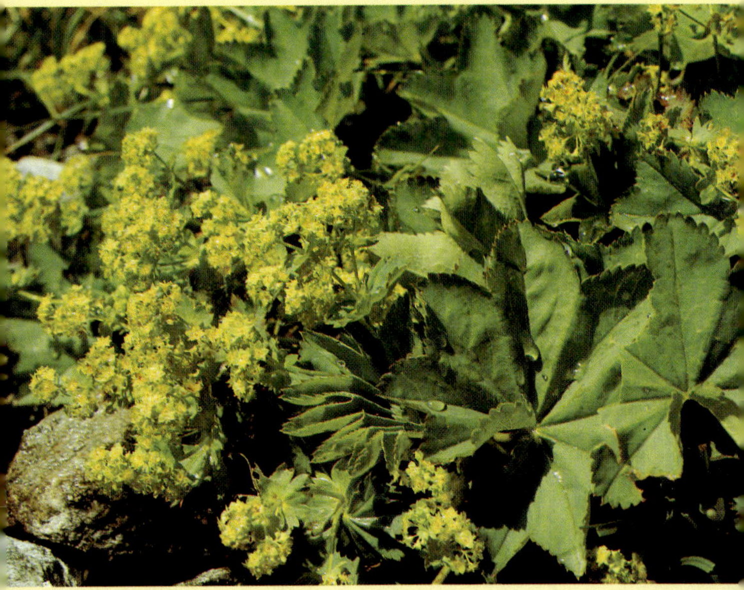

Frauenmantel *Alchemilla vulgaris*
Familie Rosengewächse (Rosaceae)
E Lady's Mantle F Manteau de Notre Dame I Alchimilla

Merkmale: Mehrjährige Pflanze mit stark verholztem Wurzelstock und aufrechten oder aufsteigenden Stengeln. Blätter langgestielt, gefaltet, 5–9lappig, am Rande gekerbt, kahl bis stark zottig behaart. Blüten zahlreich in kleinen, doldigen Rispen, gelblich-grün, um 2–4 mm breit, nur Außenkelch und Kelch, Kronblätter fehlen. *Blütezeit V–IX.*

Vorkommen: Weit verbreitet und häufig in feuchten Wiesen, in Wäldern und Gebüschen, auch auf trockeneren Standorten, besonders im Bergland.

Verwendete Teile: Getrocknete, oberirdische Teile der blühenden Pflanze.

Inhaltsstoffe: Wenig ätherisches Öl, Bitterstoff, Gerbstoff, Spuren von Salicylsäure.

Kultur: Frauenmantel ist eine geeignete Art für den Wildgarten.

Anwendung

Früher wurde Frauenmantel wegen seines Gerbstoffgehaltes gerne gegen Magenbeschwerden und Durchfallerkrankungen eingesetzt. Hinzu kommt eine gewisse Bedeutung als Mittel gegen Menstruationsbeschwerden (Aufguß: 2 Teelöffel/Tasse). Zeitweise war der Frauenmantel auch als entzündungswidriges Mittel bei schlecht heilenden Wunden oder als Badezusatz gebräuchlich.

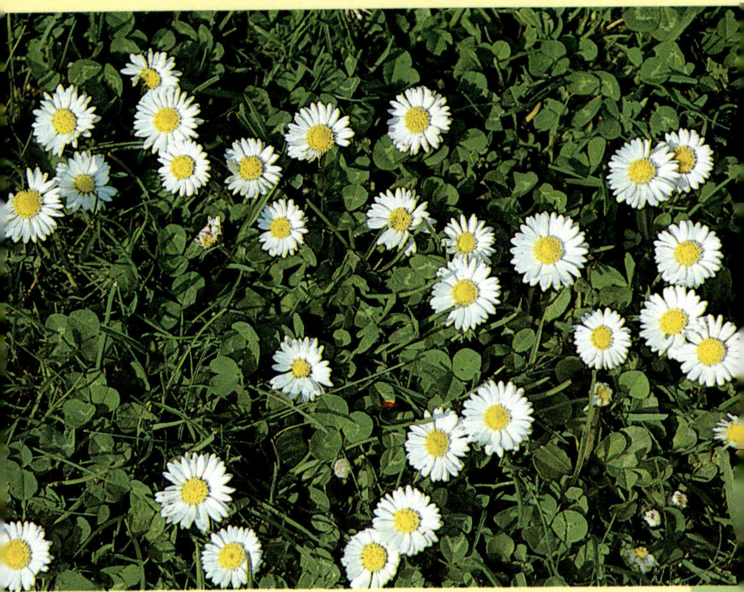

Gänseblümchen *Bellis perennis*
Familie Korbblütengewächse (Asteraceae)
E Daisy F Pâquerette I Pratolina

<u>Merkmale:</u> Mehrjährige, kleine Pflanze mit Wurzelstock und langen Faserwurzeln. Blätter alle in grundständiger Rosette, kurzgestielt, spatelförmig, zerstreut behaart, leicht gekerbt. Blütenköpfe einzeln endständig auf 5–15 cm langen Schäften, 10–30 mm breit. Zungenblüten weiß, mitunter rötlich. Scheibenblüten dottergelb, zwittrig. *Blütezeit II–XII.*

<u>Vorkommen:</u> Sehr häufig und weit verbreitet in Rasen und Wiesengelände. Kulturfolger.

<u>Verwendete Teile:</u> Frische Blätter oder Blüten.

<u>Inhaltsstoffe:</u> Ätherisches und (wenig) fettes Öl, Saponine, Gerbstoffe, Bitterstoff, Flavonoide, Schleim.

Anwendung

Wirkt leicht schmerzstillend, krampflösend und auswurffördernd. Ein <u>Aufguß</u> (1 Teelöffel Blätter oder Blüten/Tasse, 5–10 min ziehen lassen) wird gegen Katarrhe der Atemwege, Rheuma, Durchfallerkrankungen oder Nierenbeschwerden genommen.
Junge Gänseblümchenblätter können sowohl in Wildkrautsalaten als auch in Wildkrautgemüse verwendet werden. Auch die Blütenköpfe eignen sich für ähnliche Zwecke. Sie werden mit den Blättern in Frühjahrskuren genommen.

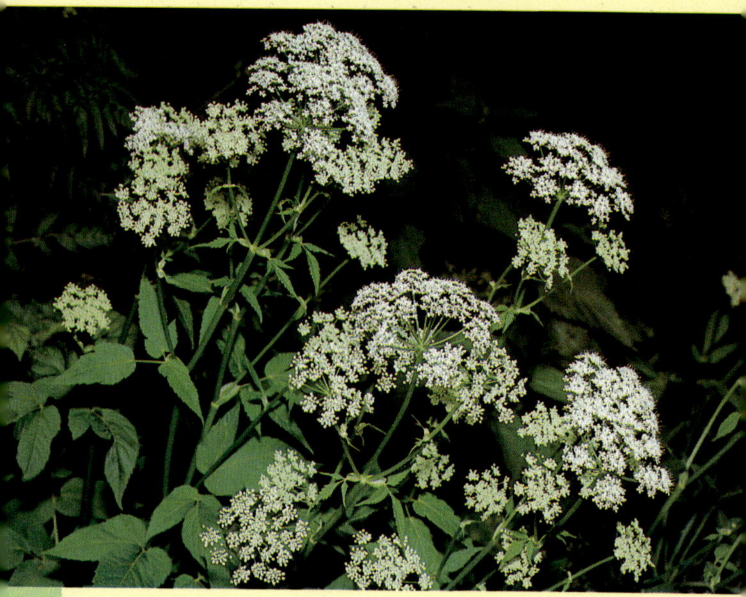

Geißfuß, Giersch *Aegopodium podagraria*
Familie Doldenblütengewächse (Apiaceae)
E Ground Elder F Herbe de Saint Gérard I Erba Castalda

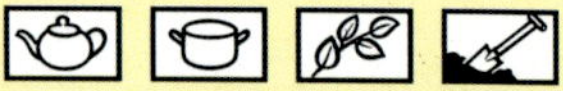

Merkmale: Mehrjährige, recht ansehnliche Pflanze von 50–80 cm Höhe mit sehr schlankem, dünnem Wurzelstock. Stengel gefurcht, hohl, kahl, grün. Blätter 1–2fach 3zählig, von 3eckigem Umriß, spitz, gesägt, deutlich gestielt. Blüten zahlreich in zusammengesetzter, vielstrahliger Dolde von 4–7 cm Breite, weiß oder leicht rötlich, am Außensaum leicht strahlend. *Blütezeit V–VII.*

Vorkommen: Häufig an Säumen, Gebüschen, Waldrändern, vor allem auf mäßig frischen, aber nährstoffreichen Standorten.

Verwendete Teile: Getrocknetes oder frisches blühendes Kraut.

Inhaltsstoffe: Ätherisches Öl, Polyin-Verbindungen.

Anwendung

Seit dem frühen Mittelalter wird die Pflanze als Heilmittel gegen die Zehengicht (Podagra) verwendet. Auch heute werden Zubereitungen (Badezusatz, Kompressen, Aufguß) unterstützend zur Behandlung von rheumatischen Erkrankungen verwendet.

Aufguß: 1–2 Eßlöffel Kraut/Tasse 5 min ziehen lassen.

Junge, vor der Blüte geerntete Blätter, Blattstiele und Stengel können als sehr schmackhaftes Wildgemüse zubereitet werden. Ältere Teile erinnern im Aroma etwas an Petersilie.

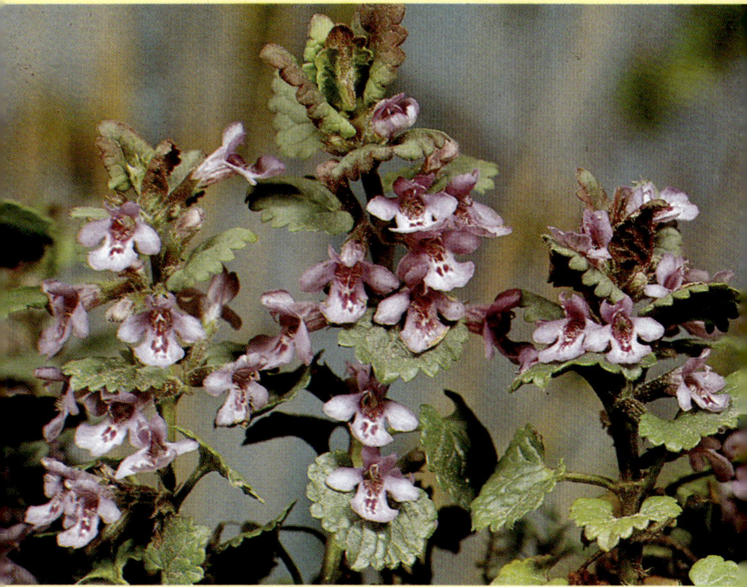

Gundermann, Gundelrebe *Glechoma hederacea*
Familie Lippenblütengewächse (Lamiaceae)
E Ground Ivy F Gléchome, Lierre terrestre I Edera terrestre

Merkmale: Mehrjährige, kleine Pflanze mit kriechenden, vegetativen Sprossen und davon aufsteigenden Blühsprossen bis etwa 30 cm Höhe. Liegende Stengel wurzeln an allen Knoten. Blätter (undeutlich) kreuzgegenständig, fast kahl. Blüten zu 2–5 in Scheinquirlen, blauviolett-rötlich, um 15 mm lang. *Blütezeit III–VI.*

Vorkommen: Ziemlich häufig in Gebüschen, krautreichen Wäldern, frischen Wiesen oder auch in Gärten, meist auf nährstoffreichem Boden.

Verwendete Teile: Frisches oder getrocknetes blühendes Kraut.

Inhaltsstoffe: Gerbstoff, Saponine, Bitterstoff, wenig ätherisches Öl.

Anwendung

Wegen des hohen Gerbstoffgehalts kann man die Pflanze bei Durchfallerkrankungen verwenden.

Ein Aufguß (2–3 Teelöffel/Tasse, 5 min ziehen lassen) wird auch zur äußerlichen Anwendung bei Hautverletzungen oder zum Gurgeln empfohlen.

Die jungen Blätter und Sproßstücke, im Frühjahr gesammelt, dienen zum Aromatisieren von Wildpflanzensalaten, Kartoffelgerichten, Gemüsen oder Quarkspeisen.

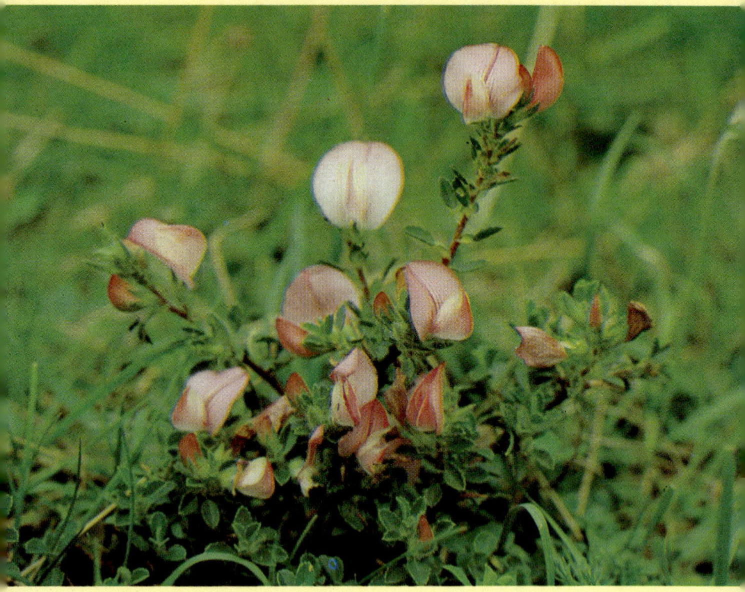

Hauhechel *Ononis spinosa*
Familie Schmetterlingsblütengewächse (Fabaceae)
E Spiny Rest-harrow F Bugrane épineux I Ononide

Merkmale: Mehrjährige, kräftige Pflanze mit langer Pfahlwurzel und aufrechten, stark dornigen, am Grunde verholzten Stengeln bis etwa 50 cm Höhe, selten auch noch höher. Untere Blätter 3zählig gefiedert, sitzend oder sehr kurzgestielt, obere Blätter einfach, länglich oval, gesägt, ohne stengelumfassende Nebenblätter. Schmetterlingsblüten mit sehr breiter Fahne, bis 15 mm lang, Flügel kürzer als Schiffchen, hellrosa-rötlich. *Blütezeit VI–IX.*

Vorkommen: Verbreitet in Magerrasen, Halbtrockenrasen und ungedüngten, wechselfeuchten Wiesen.

Verwendete Teile: Blühendes Kraut, getrocknete Wurzeln.

Inhaltsstoffe: Ätherisches Öl (wenig), Saponine, Gerbstoff, Glykoside (Isoflavonglykosid Ononin), glycyrrhizinartiges Ononid.

Anwendung

Hauhechel ist ein recht kräftig wassertreibendes (diuretisch wirksames) Mittel, das vor allem bei Neigung zu Nieren- oder Blasensteinbildung eingesetzt werden kann, ebenso aber auch gegen Entzündungen der Harnwege, gegen Arthritis und Rheuma.
Zubereitung: 2 Teelöffel Wurzel oder Kraut/Tasse als Kaltauszug 2-3mal täglich, jedoch nicht für den Dauergebrauch!

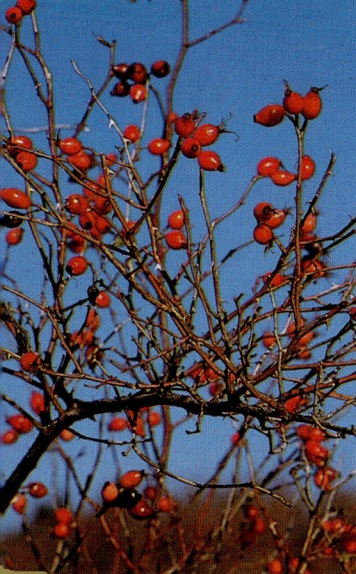
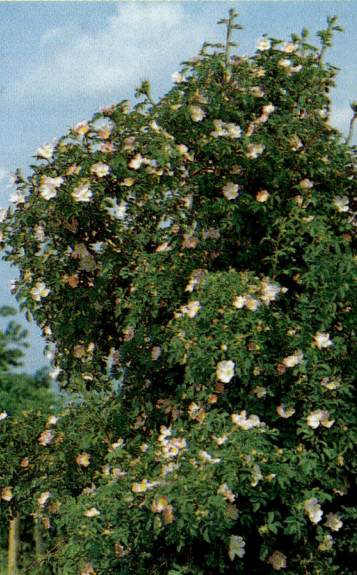

Heckenrose *Rosa canina*
Familie Rosengewächse (Rosaceae)
E Dog Rose F Eglantier I Rosa canina

Merkmale: Ein sommergrüner Strauch bis etwa 300 cm Höhe mit bogig überhängenden Ästen, die mit kräftigen Stacheln besetzt sind. Blätter unpaarig gefiedert, mit 2–3 Fiederpaaren, Fiedern gezähnt, verkehrt eiförmig. Blüten einzeln endständig oder in wenigblütigen Rispen. Kronblätter weiß oder hellrosa, bis etwa 2 cm lang. Hagebutte (reifer Kelchbecher) 1,5–2 cm lang, scharlachrot. *Blütezeit VI.* Fruchtreife IX.

Vorkommen: Häufig und weit verbreitet in lichten Wäldern, in Flurgehölzen und Gebüschen.

Verwendete Teile: Hagebutten.

Inhaltsstoffe: Vitamine, Fruchtsäuren, Pektine, Gerbstoff, Flavonoide.

Anwendung

Als mildes Abführmittel oder gegen Erkältungskrankheiten.

Zubereitung: 2–3 Teelöffel zerkleinerte Früchte/Tasse, 10 min ziehen lassen.

Aus frisch gesammelten Hagebutten kann man eine sehr angenehm schmeckende Marmelade zubereiten. Dabei müssen die Samen mit ihren vielen Widerhaken entfernt werden, weil sonst Darmreizungen drohen. Der Hagebutten-Fruchtbrei kann auch zu Wein vergoren werden.

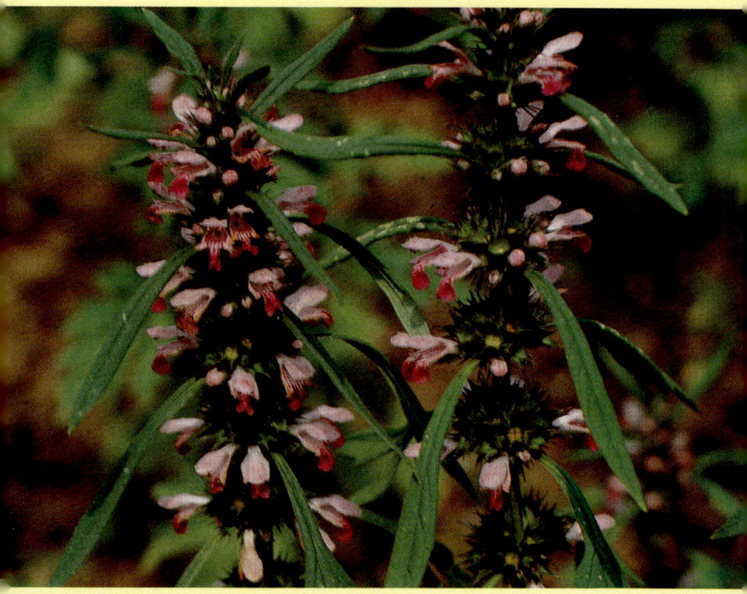

Herzgespann *Leonurus cardiaca*
Familie Lippenblütengewächse (Lamiaceae)
E Motherwort F Agripaume I Cardiaca

<u>Merkmale:</u> Mehrjährige Pflanze von 50–150 cm Höhe mit aufrechtem, vierkantigem, rotvioletem Stengel. Blätter kreuzgegenständig, 7–14 cm lang, 3lappig – 3zipflig. Blüten fleischrosa, in reichblütigen Scheinquirlen. *Blütezeit VII–IX.*
<u>Vorkommen:</u> Ursprünglich in Zentralasien. Nördlich der Alpen vermutlich nur eingeschleppt und dort vor allem an stickstoffreichen Stellen verbreitet. Relativ seltene, schützenswerte Art!
<u>Verwendete Teile:</u> Getrocknetes Kraut.
<u>Inhaltsstoffe:</u> Ätherisches Öl, Bitterstoffe, Glykoside, Alkaloide (Betonicin, Leonurin) und Flavonoide.
<u>Kultur:</u> Herzgespann ist heute ein recht seltenes Wildkraut, das im eigenen Kräutergarten gefördert werden könnte.

Anwendung

Herzgespann oder Löwenschwanz ist eine im frischen Zustand ziemlich unangenehm duftende Pflanze, die jedoch interessante herzwirksame Inhaltsstoffe führt.
Ein <u>Aufguß</u> (1 Teelöffel/Tasse, auch als Kaltauszug) wird gegen nervöse Herzbeschwerden, als Beruhigungsmittel bei Angstzuständen sowie als menstruationsförderndes Mittel empfohlen.

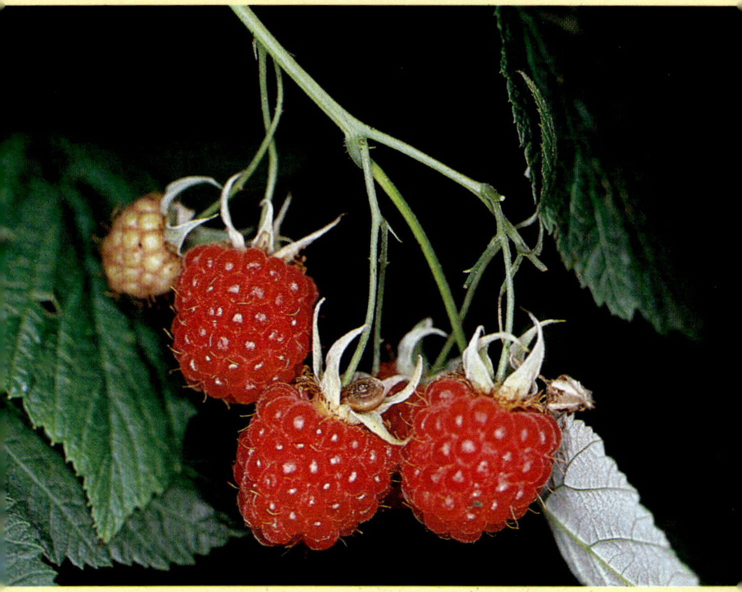

Himbeere *Rubus idaeus*
Familie Rosengewächse (Rosaceae)
E Raspberry F Framboisier I Lampone

Merkmale: Mehrjähriger, etwa 100–150 cm hoher Strauch mit bogig überhängenden, locker verzweigten Stengeln, diese dicht mit kurzen Stacheln besetzt. Blätter unpaarig gefiedert, unterseits dicht weißfilzig, gezähnt. Blüten weiß, in lockeren Rispen, um 1 cm breit. Blütenboden entwickelt sich zu einem kegelförmigen Gebilde. Him„beere" ist eine Sammelsteinfrucht. *Blütezeit V–VI.*

Fruchtreife VI–VII.
Vorkommen: Verbreitet auf Waldlichtungen, an Waldwegen und auf Schlägen.
Verwendete Teile: Früchte und Blätter.
Inhaltsstoffe: In den Früchten Vitamine, Fruchtsäuren, Anthocyanglykoside; in den Blättern Flavone und Gerbstoffe.
Kultur: Für den Anbau stehen viele Sorten zur Verfügung.

Anwendung

Himbeerblätter sind ein bewährtes Hausmittel gegen Durchfallerkrankungen.
Zubereitung: 1–2 Teelöffel getrocknete Blätter/Tasse, 10 min ziehen lassen, bis 3mal täglich.
Die ungemein aromatischen Himbeeren werden gerne zu Sirup, Konfitüren, Saft, aber auch zu Fruchtwein oder Gelee verarbeitet.

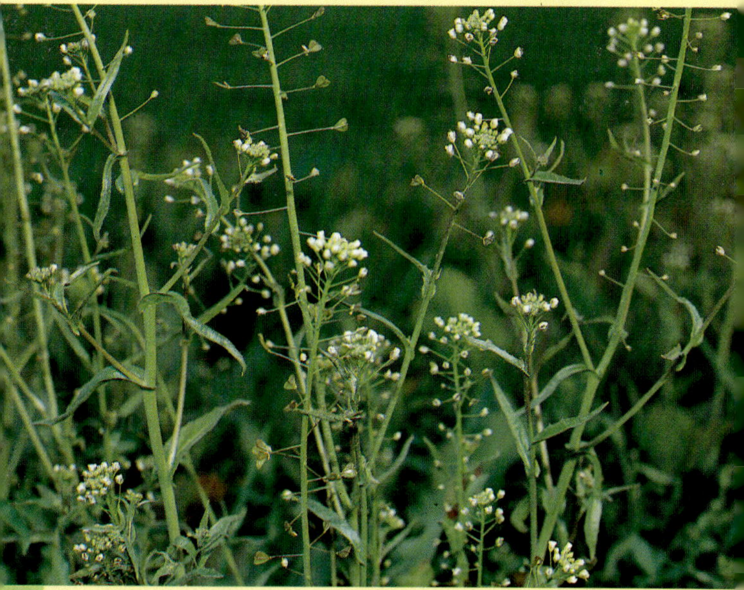

Hirtentäschel *Capsella bursa-pastoris*
Familie Kreuzblütengewächse (Brassicaceae)
E Shepherd's Purse F Bourse-à-Pasteur I Borsapastore

<u>Merkmale:</u> Ein- bis zweijährige Pflanze von 5–40 cm Höhe mit aufrechtem, wenig verzweigtem Stengel. Grundblätter meist fiederschnittig. Stengelblätter pfeilförmig. Blüten klein, 4zählig, Blütenstand zunächst doldig gedrängt, später zu einer langen Traube gestreckt. Schötchen stehen waagerecht ab, umgekehrt eiförmig. *Blütezeit III–X.*

<u>Vorkommen:</u> Anspruchslose Art, daher in lückigen Wildkrautfluren auf Äckern, in Gärten und an Ruderalstandorten weit verbreitet. Kulturfolger.

<u>Verwendete Teile:</u> Getrocknetes Kraut (während der Blüte gesammelt).

<u>Inhaltsstoffe:</u> Biogene Amine, Flavonglykosid (Diosmin), Saponin, Gerbstoff, Alkaloid.

Anwendung

Früher in der Volksheilkunde ein bekanntes blutstillendes Mittel, vor allem bei Gebärmutterblutungen. Heute nur noch äußerlich bei kleineren Wunden oder Verletzungen angewendet.

<u>Zubereitung:</u> 2 Teelöffel Kraut/Tasse aufgießen, als feuchte Kompresse zur Wundversorgung.

Junge, im Frühjahr gesammelte Blätter kann man als Zutat zu Wildpflanzensalaten oder Wildgemüsezubereitungen verwenden.

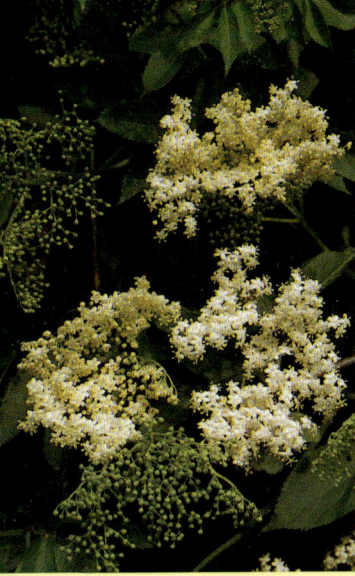 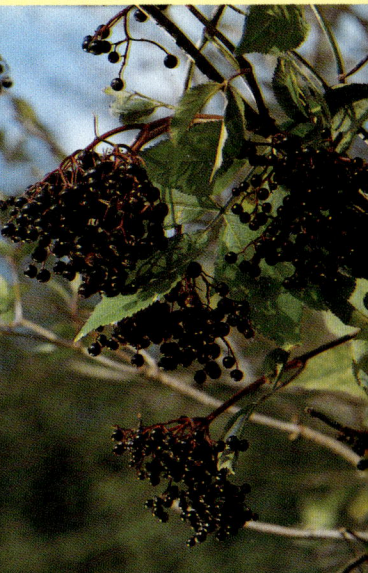

Holunder *Sambucus nigra*
Familie Geißblattgewächse (Caprifoliaceae)
E Elder F Sureau I Sambuco

<u>Merkmale:</u> Ein sommergrüner Strauch oder kleiner Baum bis 10 m Höhe. Rinde braungrau. Blätter gegenständig, unpaarig gefiedert. Blüten sehr zahlreich in großen, flach gewölbten oder völlig flachen Schirmrispen, cremeweiß, mit kurzer Röhre, 5zählig. Steinfrucht mehrsamig, bis 8 mm dick, schwarz. *Blütezeit VI–VII.*

Fruchtreife IX–X.
<u>Vorkommen:</u> Häufig an Wegrändern, in Gebüschen und an ländlichen Gebäuden. Stickstoffzeiger.
<u>Verwendete Teile:</u> Blütenstände komplett abschneiden und trocknen, Blüten abschütteln, Früchte frisch oder nach Trocknung.
<u>Inhaltsstoffe:</u> Ätherisches Öl, Flavonoide, Gerbstoff, Sambunigrin.

Anwendung

Holunderblütentee ist ein zuverlässig schweißtreibendes Mittel und wird daher bei Erkältungen angewendet.
<u>Aufguß:</u> 2 Teelöffel Blüten/Tasse, 8–12 min ziehen lassen.
Der Preßsaft frischer Früchte wirkt leicht abführend.
Blütenstände kann man in Teig tauchen und in Fett zu Hollerküchlein ausbacken. Die reifen Früchte ergeben einen schmackhaften Saft oder Wein.
<u>Grüne Teile der Pflanze nicht verwenden!</u>

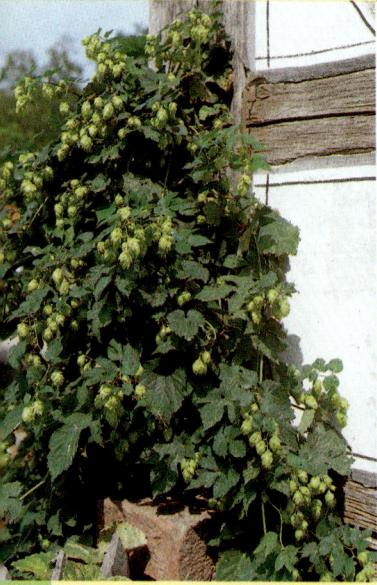 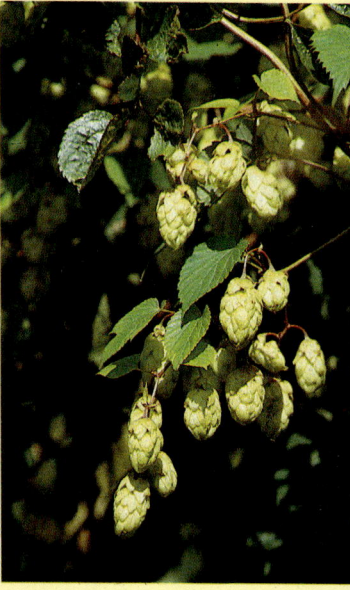

Hopfen *Humulus lupulus*
Familie Hanfgewächse (Cannabaceae)
E Hop F Houblon I Luppolo

Merkmale: Mehrjährige Kletterpflanze mit langen, rechtswindenden, rauhen Stengeln, etwa 50–500 cm hoch. Blätter gegenständig, gestielt, 5–15 cm lang, herzförmig bis 3–5lappig, gezähnt. Blüten eingeschlechtig, männliche in lockeren Rispen, weibliche in zapfenähnlichen Blütenständen („Hopfendolden").

Blütezeit VII–VIII.
Vorkommen: Verbreitet in Auen- und Niederungswäldern, an Waldsäumen und in Schleiergesellschaften auf Ödland.
Verwendete Teile: Reife weibliche Blütenstände, Sprosse.
Inhaltsstoffe: Harz, ätherisches Öl, Hopfenbitterstoffe (Bittersäuren Lupulon und Humulon).

Anwendung

Die Hopfenbitterstoffe wirken beruhigend, diuretisch, antibakteriell und östrogen. Als Beruhigungsmittel bei Nervosität und Schlaflosigkeit wirkt ein Aufguß von 2 Teelöffeln Hopfendolden/Tasse ebenso zuverlässig wie ein gut gehopftes Bier.
Die bis etwa Mitte Mai gesammelten jungen Sprosse des Hopfens können sowohl zu einem sehr schmackhaften Salat als auch zu einem Wildgemüse (wie Spargel) zubereitet werden. Hopfensprossensalat wird mit Nüssen und Feldsalat angereichert.

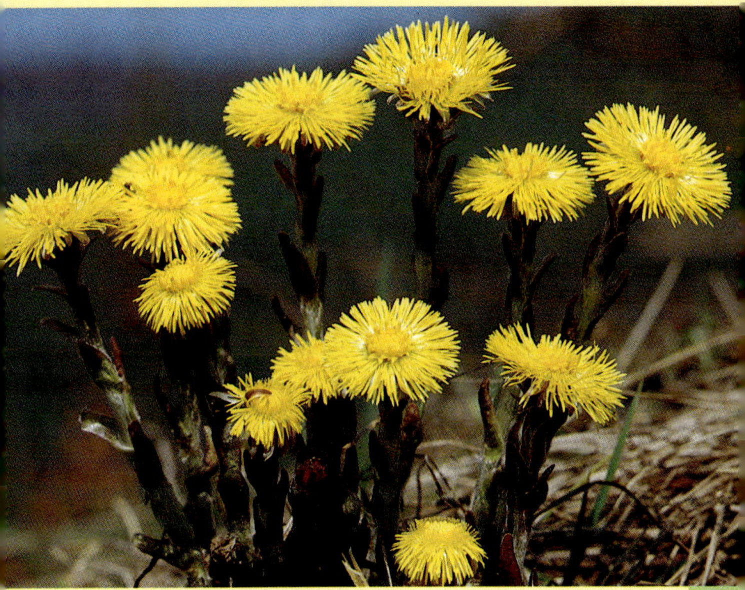

Huflattich *Tussilago farfara*
Familie Korbblütengewächse (Asteraceae)
E Coltsfoot F Tussilage, Pas d'âne I Tussilagine

Merkmale: Mehrjährige Pflanze mit Wurzelstock und langen, weißlichen Ausläufern. Blätter 8–30 cm breit, rundlich-vieleckig, unterseits weißfilzig, grundständig, treiben erst nach der Blüte aus. Blütenköpfe einzeln endständig an 5–15 cm hohen Schäften. Strahlenblüten zahlreich, weiblich. Scheibenblüten spärlich, rein männlich. *Blütezeit III–IV.*

Vorkommen: Häufig und weit verbreitet an Wegrändern oder auf Schuttstellen.
Verwendete Teile: Blüten und Blätter.
Inhaltsstoffe: In den Blättern sind Schleimstoffe, Flavonoide, Gerbstoffe, Inulin, ätherisches Öl (wenig) und Bitterstoffe enthalten. Die Wirkstoffmengen der Blüten sind geringer.

Anwendung

Blätter und Blüten vom Huflattich werden meist als einhüllende und schleimlösende Mittel bei Erkrankungen der Atemwege verordnet und sind deswegen Bestandteil vieler Hustentees.
Zubereitung: 1 Teelöffel Blätter oder 2 Teelöffel Blüten/Tasse, 5–8 min ziehen lassen, 2–3mal täglich bei Husten und Heiserkeit, aber auch gegen Darmbeschwerden oder in Kompressen bei äußerlichen, schlecht heilenden Wunden.

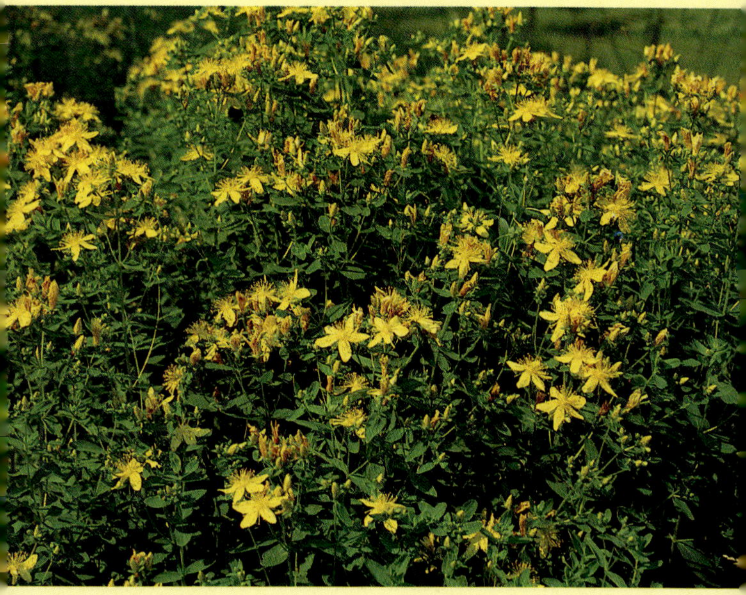

Johanniskraut, Tüpfel-Hartheu *Hypericum perforatum*
Familie Johanniskrautgewächse (Hyperiaceae)
E St. John's Wort F Herbe à mille trous I Iperico

Merkmale: Mehrjährige Pflanze mit weit verzweigtem Wurzelstock und aufrechtem, ästigem Stengel, um 40–50 cm hoch. 2kantig. Blätter gegenständig, ungestielt, länglich, vorne gerundet, durchscheinend punktiert (= Öldrüsen). Blüten in reichblütigen, endständigen Rispen, um 20 mm breit, mit 5 freien, goldgelben Kronblättern. Kapselfrucht. *Blütezeit VI–VIII.*

Vorkommen: Ziemlich häufig an Säumen, auf Ödland, an Wegrändern und in lichten Wäldern, meist an sonnigen, etwas trockenen Stellen.

Verwendete Teile: Getrocknetes Kraut.

Inhaltsstoffe: Ätherisches Öl, Catechingerbstoffe, Flavonglykoside (Hyperosid, Rutin, Quercitrin), Fluoreszenzfarbstoffe Hypericin und Pseudohypericin.

Kultur: Läßt sich auch leicht im Garten ansiedeln.

Anwendung

Äußerlich als entzündungswidriges, wundheilendes Mittel. Innerlich zur Förderung des Gallenflusses, gegen Depressionen, zur Beruhigung, gegen Migräne und ähnliche Beschwerden.
Zubereitung: 2 Teelöffel frisches oder getrocknetes Kraut, 5 min ziehen lassen, bis 2mal täglich. Nicht für den Dauergebrauch!

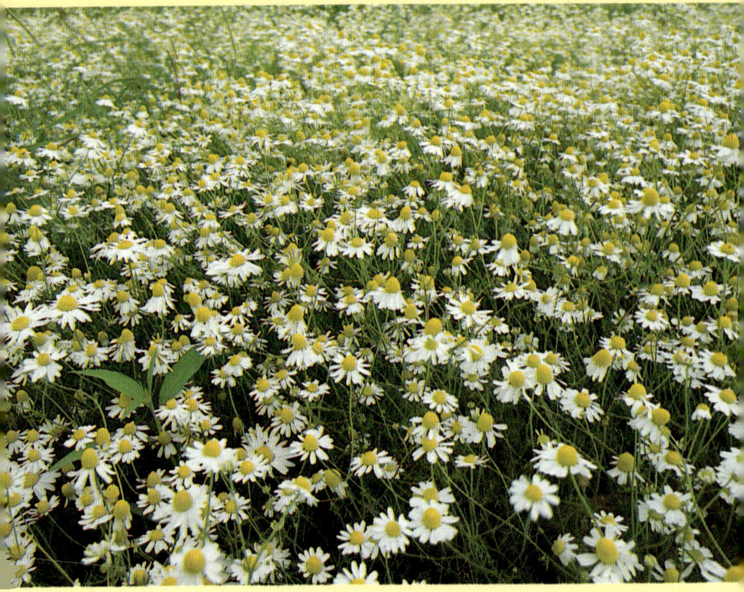

Kamille *Matricaria chamomilla*
Familie Korbblütengewächse (Asteraceae)
E Scented Mayweed F Petite Camomille I Camomilla

Merkmale: Einjährige Pflanze bis etwa 50 cm Höhe mit aufrechtem, ästigem, kahlem Stengel. Blätter wechselständig, mehrfach gefiedert. Blütenköpfe um 20 mm breit, mit kegelförmigem, hohlem Blütenboden. Die Strahlenblüten weiß, mitunter zurückgeschlagen. Scheibenblüten gelb. *Blütezeit V–VIII.*
Vorkommen: Früher weit verbreitet an frischen Schuttstellen, an Äckern und Wegrändern, heute durch Herbizide stark zurückgehend.
Verwendete Teile: Getrocknete Blütenköpfe.
Inhaltsstoffe: Ätherisches Öl mit Chamazulen und Bisabolol, außerdem Flavonglykoside, Cumarinabkömmlinge, Polyine.
Kultur: Leicht anzusiedeln.

Anwendung

Kamille gehört zweifellos zu den bekanntesten Heilpflanzen und Teedrogen. Ein Aufguß (2 Teelöffel getrocknete Blütenköpfe/Tasse, 5 min ziehen lassen) wird als krampflösendes, entzündungswidriges Mittel bei Beschwerden im Magen-/Darm-Bereich, bei Menstruationsstörungen, bei Entzündungen der Haut, Verbrennungen oder kleinen Verletzungen innerlich und äußerlich angewendet. Auch zum Gurgeln, für Kräuterkompressen oder als Badezusatz.

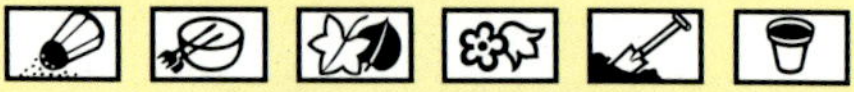

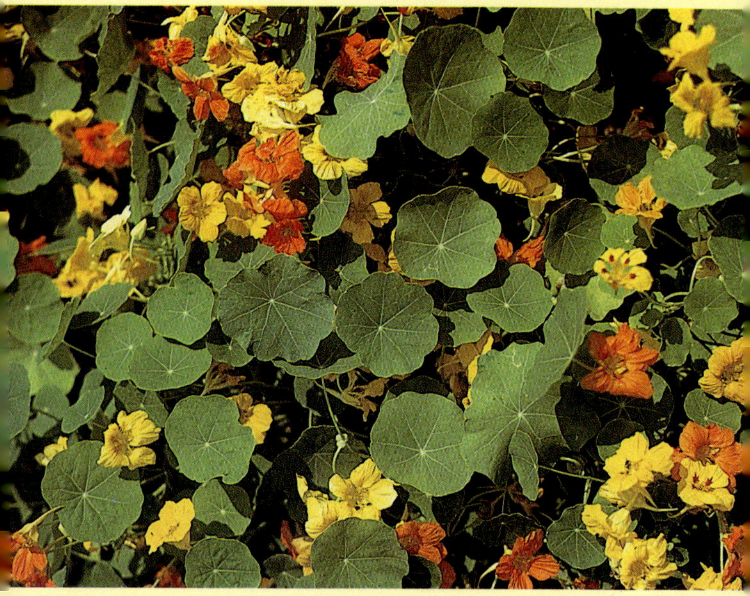

Kapuzinerkresse *Tropaeolum majus*
Familie Kapuzinerkressengewächse (Tropaeolaceae)
E Indian Cress F Cresson des Capucins I Nasturzio indiano

Merkmale: Einjährige Kletterpflanze von 50–200 cm Länge mit dicken, nur wenig windenden Stengeln. Blätter langgestielt, schildförmig, ganzrandig, undeutlich vieleckig, frischgrün – leicht bläulichgrün. Blüten langgestielt, gespornt, je nach Rasse blaßgelb bis feuerrot, meist mit dunklerem Farbmal in der Blütenmitte. *Blütezeit VI–X.*

Vorkommen: Ursprünglich nur in Südamerika (Peru bis Kolumbien), seit dem 17. Jahrhundert in vielen Varietäten in Ziergärten gezogen.

Verwendete Teile: Kraut, Blüten und Früchte (unreif).

Inhaltsstoffe: Senfölglykosid, Vitamine.

Anwendung

Eigentlich ist die Kapuzinerkresse von Natur aus eine Staude, doch kann sie bei uns wegen ihrer Frostempfindlichkeit nur einjährig gezogen werden.

Das erfrischend scharfe, etwas süßliche Aroma der Blätter, Blüten und unreifen Früchte paßt hervorragend zu verschiedenen Salaten, Eierspeisen, Kräutersaucen oder auch zu Kräuteressig. Die unreifen Früchte sind ein interessanter Kapernersatz. Beim Trocknen verliert sich das Aroma.

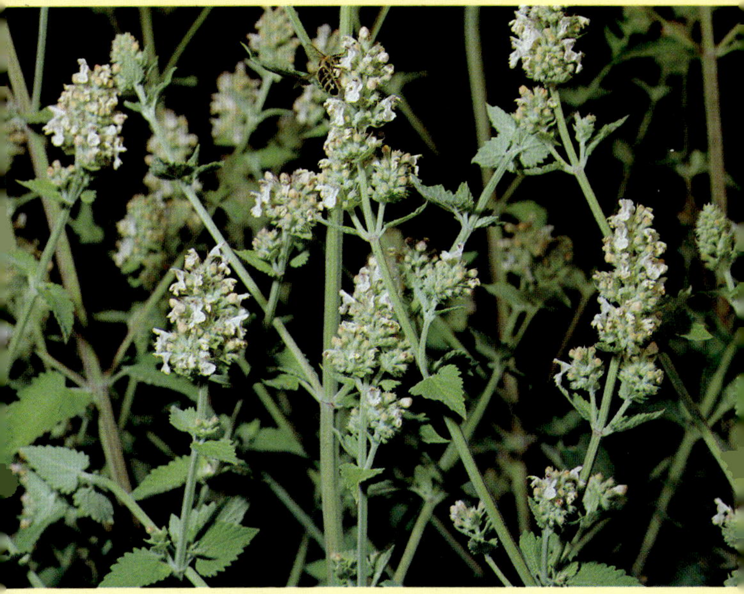

Katzenminze *Nepeta cataria*
Familie Lippenblütengewächse (Lamiaceae)
E Catmint F Chataire I Cataria

<u>Merkmale:</u> Mehrjährige Pflanze mit buschig verzweigtem, aufrechtem oder aufsteigendem Stengel, etwa 30–90 cm hoch. Blätter kreuzgegenständig, kurzgestielt, graufilzig behaart, länglich-oval, gekerbt bis gezähnt. Blüten zu mehreren in Scheinquirlen an den Stengelenden. Blütenkronen gelblichweiß, leicht gekrümmt. *Blütezeit VII–IX.*

<u>Vorkommen:</u> Ursprünglich nur in südosteuropäischen Wärmegebieten. Im Mittelalter vielfach kultiviert und zeitweise verwildert. Heute stark zurückgegangen und nur noch selten an frischen Schuttstellen.

<u>Verwendete Teile:</u> Frisches und getrocknetes Kraut.

<u>Inhaltsstoffe:</u> Ätherisches Öl mit Carvacrol, Nepetol, Thymol, in manchen Rassen auch Geraniol und Citronellol.

<u>Kultur:</u> Katzenminze ist ein sehr intensiver Blüher und daher für den Kräutergarten als Bienenfutter bestens geeignet.

Anwendung

Die Pflanze wird heute wegen ihrer Seltenheit kaum noch eingesetzt, obwohl sie wertvolle verdauungsfördernde, blähungstreibende und krampflösende Eigenschaften aufweist. Ihr ätherisches Öl soll auch auf Katzen anregend wirken.

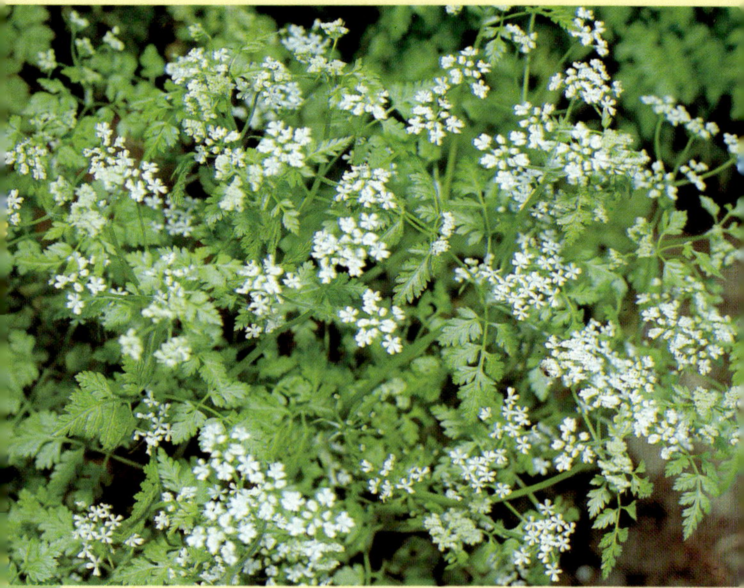

Kerbel, Garten-Kerbel *Anthriscus cerefolius*
Familie Doldenblütengewächse (Apiaceae)
E Garden Chervil F Cerfeuil I Cerfoglio

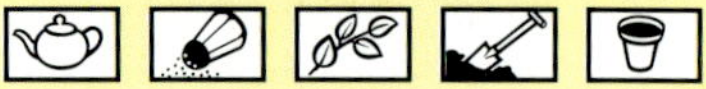

<u>Merkmale:</u> Einjährige Pflanze mit hohlem, aufrechtem, ästigem Stengel von 40–70 cm Höhe. Blätter recht dünn, unterseits wenig behaart, 2–4fach gefiedert. Blüten in zusammengesetzten Dolden von 3–5 cm Breite. Hülle fehlt, Hüllchen bewimpert. Einzelblüten weiß. *Blütezeit V–VI.*

<u>Vorkommen:</u> Meist nur in Gärten kultivierte Gewürzpflanze und gelegentlich an Schutt- oder anderen Ruderalstellen verwildert.

<u>Verwendete Teile:</u> Frisches Kraut vor der Blüte gesammelt.

<u>Inhaltsstoffe:</u> Ätherisches Öl mit Methylchavicol (Estragol), Flavonglykosid, Bitterstoff.

<u>Kultur:</u> Die Aussaat erfolgt fortlaufend vom Frühsommer bis in den Herbst. Schon nach 6 Wochen sind die Pflanzen erntereif. Die Kultur gelingt auch in Töpfen auf der Fensterbank.

Anwendung

Garten-Kerbel wirkt diuretisch und allgemein stoffwechselanregend. Er wird daher gerne bei Frühjahrskuren zur Blutreinigung verwendet, entweder als <u>Preßsaft</u> (1 Eßlöffel 2mal täglich) oder als <u>Aufguß</u> (1 Eßlöffel zerkleinertes Kraut, 10 min ziehen lassen). Das leicht süßliche Aroma paßt sehr gut zu Fisch, Käse, Geflügel oder Pilzen und eignet sich für Suppen und Saucen.

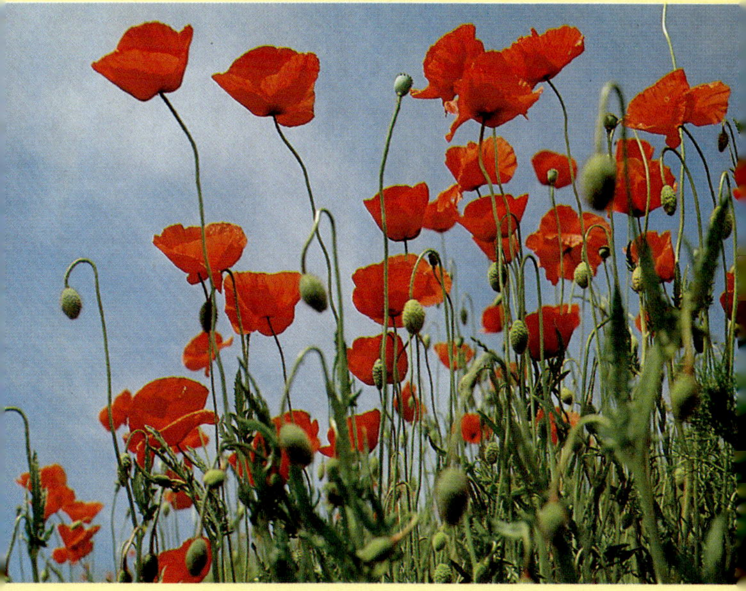

Klatschmohn *Papaver rhoeas*
Familie Mohngewächse (Papaveraceae)
E Corn Poppy F Coquelicot I Papavero

Merkmale: Ein- bis zweijährige Pflanze mit oft ästig verzweigtem, mitunter auch einfachem Stengel, etwa 30–80 cm hoch, abstehend borstig behaart. Blätter mehrfach fiederschnittig bis fiederteilig. Blüten einzeln endständig, vor dem Aufblühen nickend. Kelch fällt bei der Entfaltung ab. Kronblätter 4, leuchtend rot. Fruchtknoten entwickelt sich zu einer Streukapsel. *Blütezeit V–IX.*

Vorkommen: Ursprünglich nur im Mittelmeergebiet heimisch, seit der Jungsteinzeit Kulturfolger und dekoratives Ackerwildkraut in Getreidefeldern und an Wegrändern. Heute durch Herbizide zunehmend verdrängt.

Verwendete Teile: Mohnblüten.

Inhaltsstoffe: Alkaloide (in der Hauptsache Rhoeadin), Anthocyanglykoside und Gerbstoffe. Opiumalkaloide sind im Klatsch-Mohn nicht enthalten.

Kultur: Klatsch-Mohn läßt sich leicht im Garten als Zierpflanze ansiedeln.

Anwendung

Früher wurde ein Mohnblütentee gegen Erkältungskrankheiten und als Beruhigungsmittel für Kleinkinder verwendet. Heute dienen die getrockneten Blüten nur noch der Farbschönung von Kräutertees.

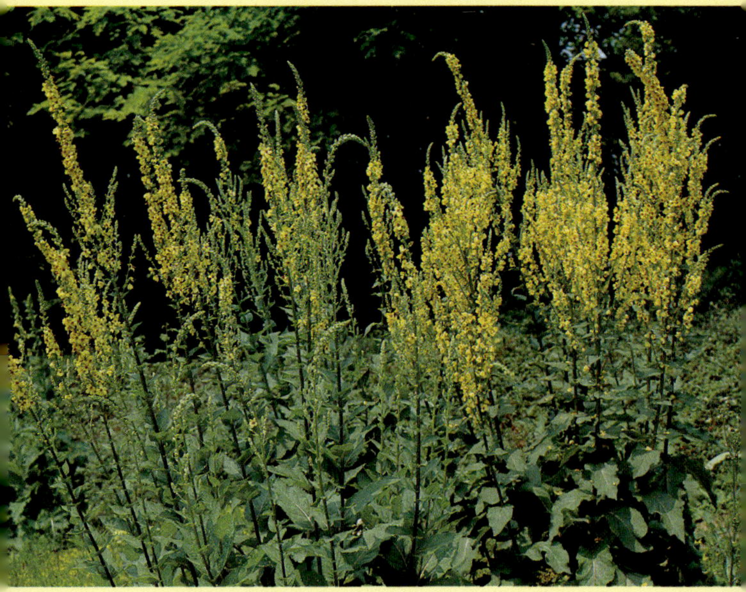

Königskerze *Verbascum densiflorum*
Familie Rachenblütengewächse (Scrophulariaceae)
E Great Mullein F Molène I Tasso barbasso

Merkmale: Zweijährige Pflanze von 50–200 cm Höhe mit kräftigem, aufrechtem Stengel. Grundblätter sehr groß, Stengelblätter zunehmend kleiner, ungeteilt, leicht gekerbt, wie der Stengel filzig behaart. Blüten 3–5 cm breit, hellgelb, bilden eine dichte, endständige Traube. *Blütezeit VII–IX.*
Vorkommen: Zerstreut bis verbreitet an sonnig-trockenen Stellen, in alten Kiesgruben, an Schuttstellen und Wegrändern.

Verwendete Teile: Getrocknete Blüten ohne Kelche.
Inhaltsstoffe: Ätherisches Öl (wenig), Flavonglykosid Hesperidin, Schleim, Saponine.
Kultur: Königskerzen, früher wegen angeblicher Schutzwirkung auch Wetterkerzen oder Blitzkraut genannt, sind sehr dekorativ im Bauerngarten.
Anzucht aus Samen oder über Containerpflanzen aus der Staudengärtnerei.

Anwendung

Ein Aufguß von 2 Teelöffel getrockneter Blüten/Tasse (5 min ziehen lassen, bis 3mal täglich) wirkt auswurffördernd und schleimlösend und wird daher bei Husten, Bronchitis, Katarrhen und anderen Beschwerden der oberen Atemwege, besonders auch bei chronischen Erkrankungen angewendet.

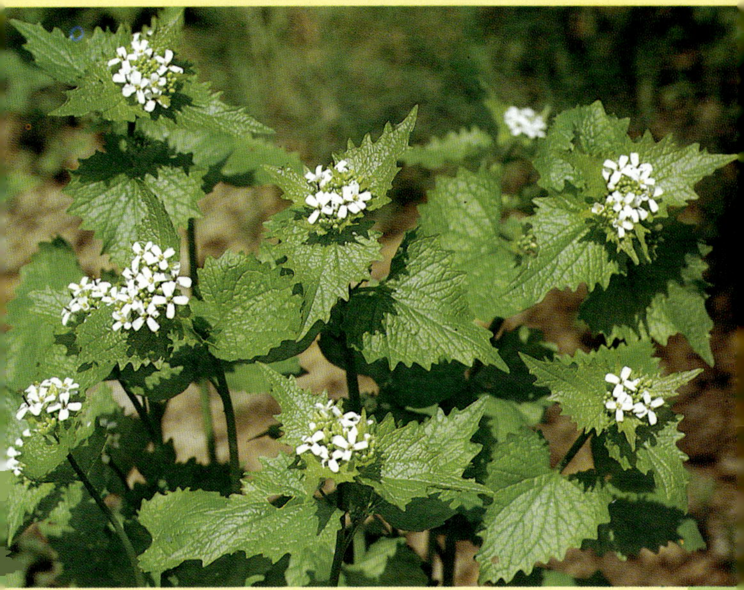

Knoblauchsrauke *Alliaria petiolata*
Familie Kreuzblütengewächse (Brassicaceae)
E Garlic Mustard F Alliaire, Herbe à l'ail I Alliaria, Aglio selvatico

Merkmale: Ein- bis zweijährige Pflanze mit aufrechtem, meist unverzweigtem Stengel, etwa 40–100 cm hoch. Grundblätter in Rosette, Stengelblätter gestielt, herzförmig, gezähnt, riechen beim Zerreiben sehr stark nach Knoblauch. Blüten 4zählig, in dichten, später verlängerten Trauben. Reife Schoten bis 6 cm lang, abstehend. *Blütezeit IV-VI.*

Vorkommen: Ziemlich häufig und weit verbreitet in Wildkrautfluren an Waldrändern, Waldwegen, Gebüschen und Säumen auf nährstoffreichem, frischem Boden. Stickstoffzeiger.

Verwendete Teile: Frisches Kraut.

Inhaltsstoffe: Senfölglykoside, geringe Mengen an anderen Glykosiden. Weniger geruchsintensiv als echter Knoblauch.

Anwendung

Knoblauchsrauke kann man gegen Beschwerden der oberen Atemwege und bei entzündlichen Erkrankungen des Mund-/Rachenraums verwenden. Dazu legt man etwa 2 Teelöffel Kraut für ca. 5 Stunden in kaltes Wasser, kocht kurz auf, läßt nochmals 10–15 min ziehen und seiht ab. Dieser Aufguß kann mehrmals täglich getrunken werden.

Frisches Kraut (Blätter und Triebe) passen gut zu Lamm.

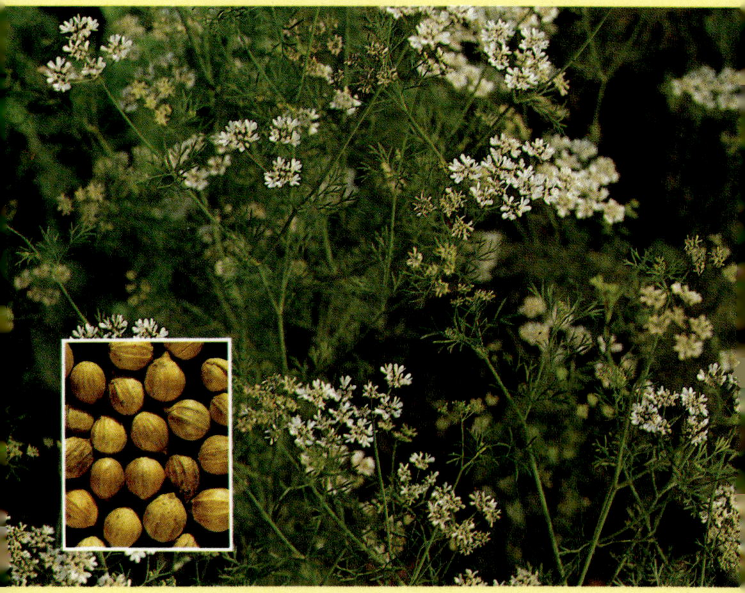

Koriander *Coriandrum sativum*
Familie Doldenblütengewächse (Apiaceae)
E Coriander F Coriandre I Coriandro

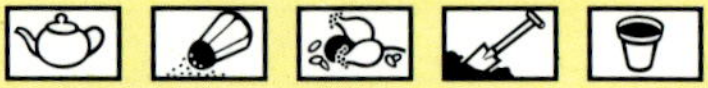

Merkmale: Einjährige Pflanze mit aufrechtem, ziemlich festem, nicht hohlem Stengel. Untere Blätter 1–2fach gefiedert, von rundlichem Umriß, sterben frühzeitig ab. Obere Blätter mehrfach gefiedert, mit schmalen, zipfelförmigen Fiederabschnitten. Blüten zahlreich in Dolden, diese 2–3 cm breit, mit wenigen (3–5) Strahlen. Einzelblüten weiß oder hellrosa.

Pflanze riecht im frischen Zustand ziemlich unangenehm. *Blütezeit VI–VIII.*
Vorkommen: Koriander ist im Mittelmeerraum beheimatet und wird nördlich der Alpen nur als Kulturpflanze angetroffen.
Verwendete Teile: Früchte.
Inhaltsstoffe: Ätherisches Öl mit Linalool, Geraniol, Borneol, Cymol, Pinen und Phellandren.

Anwendung

Wertvolles appetitanregendes und verdauungsförderndes Mittel. Ein Aufguß (1 Teelöffel Früchte/Tasse) wird gegen Verdauungsbeschwerden und Blähungen genommen. Auch für Kleinkinder geeignet.
Außerdem alte Gewürzpflanze, die heute als Bestandteil von Currypulver, in verschiedenen Likörs und Kräuterschnäpsen oder in Gebäck verwendet wird.

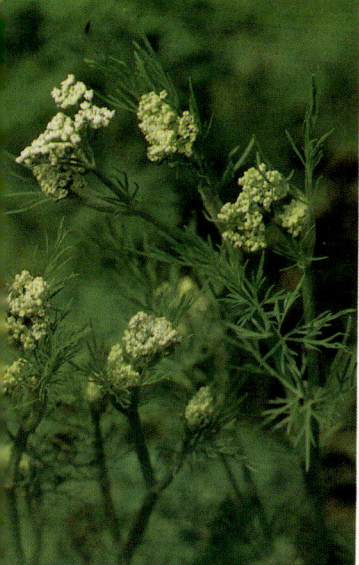
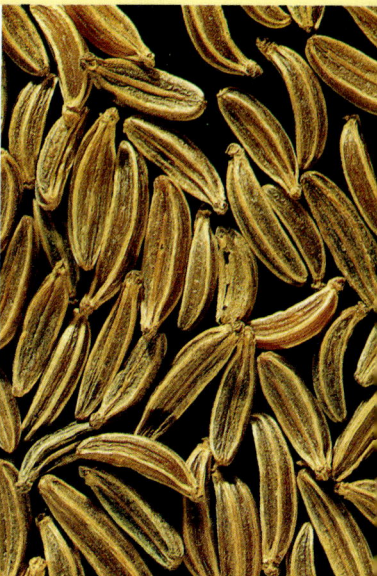

Kümmel *Carum carvi*
Familie Doldenblütengewächse (Apiaceae)
E Caraway F Carvi, Anis des Vosges I Cumino dei prati

Merkmale: Zweijährige, selten mehrjährige Pflanze mit spindelförmiger Wurzel und aufrechtem, längsstreifigem Stengel, bis etwa 100 cm hoch, von Grund an verzweigt. Blätter von 3eckigem Umriß, mohrrübenähnlich, 2fach gefiedert, mit schmalen Zipfeln, sehr locker gestellt. Blüten weiß, zahlreich in zusammengesetzten Dolden mit Doldenstrahlen von ungleicher Länge, etwa 4 cm breit. Frucht schwach sichelförmig. *Blütezeit V–VII.*

Vorkommen: Verbreitet in nährstoffreichen, frischen Wiesen und Fettweiden.

Inhaltsstoffe: Ätherisches Öl mit Carvon und Limonen, Cumarinabkömmlinge Umbelliferon und Scopoletin.

Verwendete Teile: Früchte.

Anwendung

Wegen ihrer hervorragenden blähungstreibenden Wirkung, ihren krampflösenden und sekretionsfördernden Eigenschaften werden Kümmelfrüchte vor allem bei Beschwerden der Verdauungsorgane verordnet. Man kaut die Kümmelfrüchte verteilt über den Tag oder trinkt einen Aufguß von 1–2 Teelöffeln Früchten/Tasse.
Reife Früchte dienen auch zum Aromatisieren von Käse, Gebäck, Fleisch- und Wurstwaren sowie von verschiedenen Alkoholika.

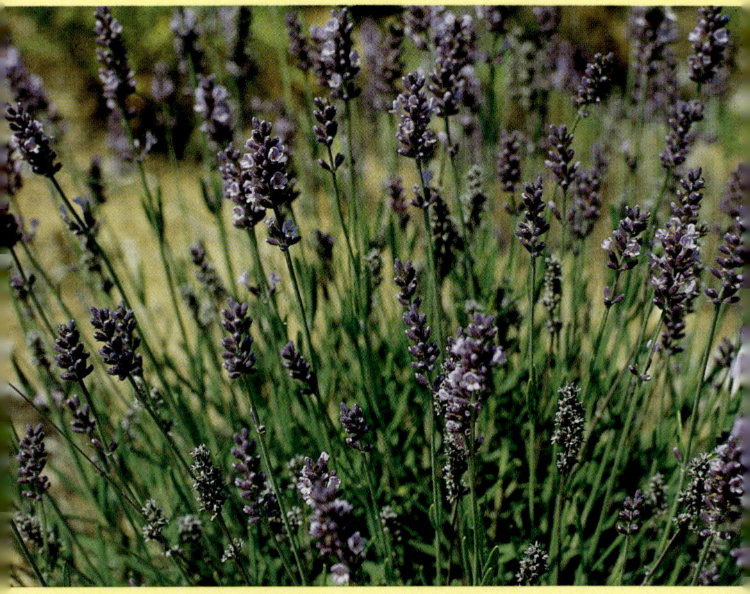

Lavendel *Lavandula angustifolia*
Familie Lippenblütengewächse (Lamiaceae)
E Lavander F Lavande I Lavanda

Merkmale: Immergrüner, kleiner Strauch von 20–60 cm Höhe mit aufrechten oder aufsteigenden Stengeln, nur am Grunde verholzt. Blätter kreuzgegenständig, schmal-linealisch, ungeteilt und ganzrandig, wie die Stengel filzig behaart. Blüten in vielblütigen, dichten Trauben. Krone violett, um 1 cm lang, 2lippig. Pflanze duftet beim Zerreiben stark aromatisch. *Blütezeit VII–VIII.*

Vorkommen: Trockene, warme Hänge des westlichen Mittelmeergebietes. Vielfach kultiviert.

Verwendete Teile: Blüten.

Inhaltsstoffe: Ätherisches Öl mit Linalool und Linalylacetat, ohne Kampfer, ferner Glykoside und Saponin.

Kultur: Anbau im Garten, aber auch im Blumenkasten möglich.

Anwendung

Beruhigungsmittel bei nervösen Erregungszuständen und Schlaflosigkeit. Außerdem wirkt das ätherische Öl wassertreibend und krampflösend.

Aufguß von 1–11/2 Teelöffel Blüten/Tasse (10–12 min ziehen lassen) gegen Migräne und Gallenbeschwerden.

Lavendel ist Bestandteil vieler Fertigarzneien. Er wird auch als Duftmittel in Parfums und Duftkissen verwendet.

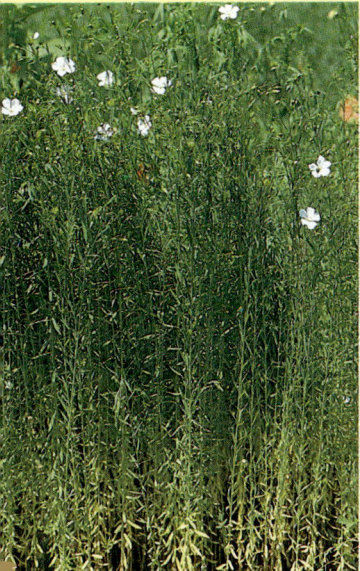 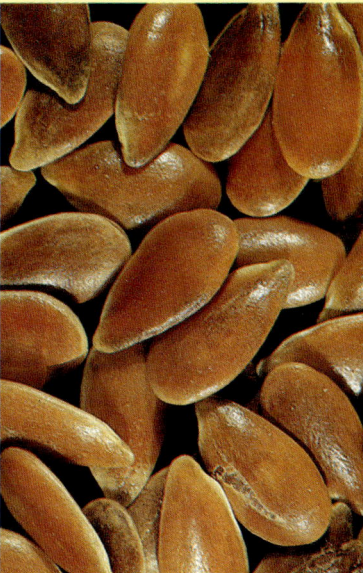

Lein, Saat-Lein, Flachs *Linum usitatissimum*
Familie Leingewächse (Linaceae)
E Common Flax F Lin I Lino

Merkmale: Ein- oder zweijährige Pflanze, etwa 40–100 cm hoch, nur im oberen Teil verzweigt. Blätter wechselständig, ungeteilt, ganzrandig, schmal-lanzettlich, sitzend. Blüten einzeln am Ende der Verzweigungen, langgestielt, sehr hinfällig, blühen meist nur einen Tag lang. Kronblätter himmelblau mit dunkler Aderung, am Grunde etwas gelblich. Kapselfrucht mit 10 eiförmigen, glänzenden Samen. *Blütezeit VI–VII.*

Vorkommen: Der Saat-Lein ist eine alte Kulturpflanze, der von dem im Mittelmeergebiet beheimateten Wild-Lein abstammt. Nur noch selten wird Lein bei uns angebaut. Verwilderte Pflanzen finden sich mitunter an verschiedenen Ruderalstellen.

Verwendete Teile: Samen.

Inhaltsstoffe: Leinsamen enthalten bis zu 35% fettes Öl, außerdem einige cyanogene Glykoside und in der Samenschale Schleim.

Anwendung

Die unzerkleinerten oder geschroteten Leinsamen sind ein sehr mildes, unschädliches, aber wirksames Abführmittel, weil sie ein enormes Quellungsvermögen aufweisen. Bei zerkleinerten Samen tritt die Gleitwirkung des freigesetzten Öls hinzu. Morgens 2 Teelöffel (zerkleinerter) Samen mit etwas Wasser einnehmen.

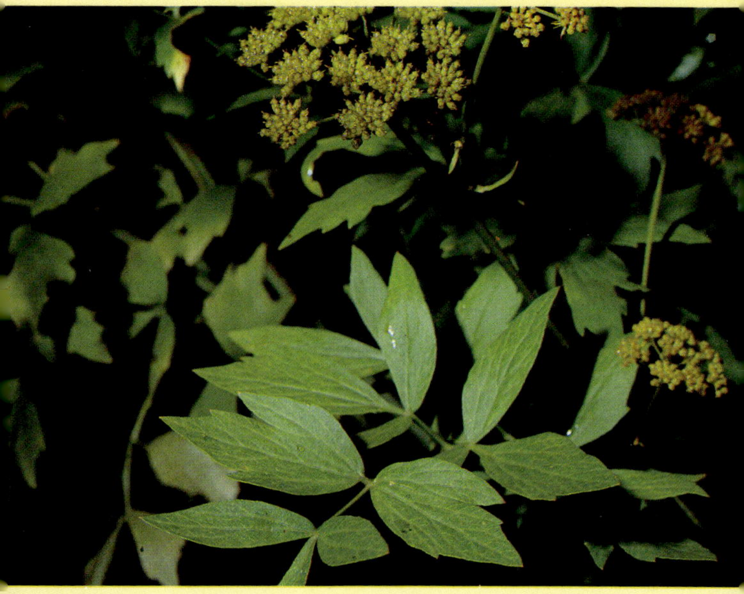

Liebstöckel *Levisticum officinale*
Familie Doldenblütengewächse (Apiaceae)
E Lovage F Livèche I Sedano di montagna

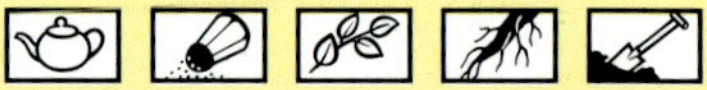

Merkmale: Mehrjährige Pflanze, etwa 100–200 cm hoch, mit kräftigem Wurzelorgan und aufrechten, röhrigen, kantigen Stengeln. Blätter sehr groß, bis 70 cm lang, 2–3fach gefiedert. Blüten gelbgrün, zahlreich in zusammengesetzten Dolden. Pflanze riecht sehr intensiv nach Maggi.
Blütezeit VII–VIII.
Vorkommen: Ursprünglich vermutlich nur im Iran, seit dem Altertum in Kräutergärten gezogen. Kennpflanze alter Bauerngärten.
Verwendete Teile: Wurzelstock und Kraut.
Inhaltsstoffe: Ätherisches Öl mit Butylphthaliden, ferner Isovaleriansäure, Angelicasäure, Cumarinabkömmlinge.
Kultur: Eine Einzelstaude reicht völlig aus (Staudengärtnerei).

Anwendung

Medizinisch wird die appetitanregende, blähungshemmende, stoffwechselfördernde Wirkung der Pflanze genutzt.
Eine Abkochung von 1–2 Teelöffel zerkleinertem Wurzelstock/ Tasse, 10 min ziehen lassen, gegen Cystitis, Blähungen, Magenbeschwerden, Menstruationsstörungen.
In der Kräuterküche ist Liebstöckel ein wichtiges Würzkraut für Wild, Suppen, Salate, Eintöpfe (Maggikraut).

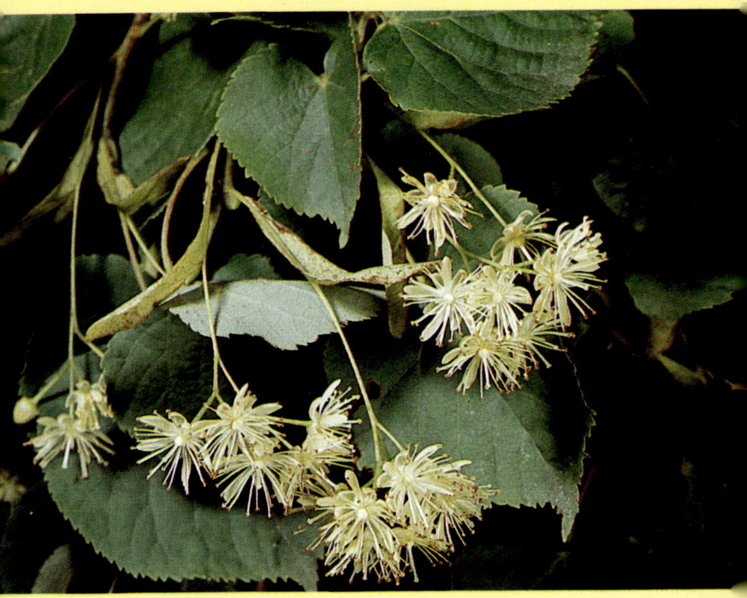

Linde, Winter-Linde *Tilia cordata*
Familie Lindengewächse (Tiliaceae)
E Small-leaved Lime F Tilleul I Tiglio

<u>Merkmale:</u> Ein sommergrüner Laubbaum bis etwa 25 m Höhe. Junge Zweige flaumig behaart. Krone breit, kugelförmig. Blätter herzförmig, am Grunde leicht asymmetrisch, unterseits in den Blattnervenachseln braun behaart. Blütenstand 3–16blütig, mit bleichgrünem Tragblatt teilweise verwachsen. Bei der nahe verwandten **Sommer-Linde** (*Tilia platyphyllos*) tragen die Blätter unterseits weißliche Achselbärte, und die Blütenstände sind nur 2–8blütig. *Blütezeit VI–VII.*
<u>Vorkommen:</u> Wichtiger Waldbaum in Laub- und Laubmischwäldern. Nördlich der Mittelgebirge meist nur angepflanzt.
<u>Verwendete Teile:</u> Blütenstände, ohne Wärme getrocknet.
<u>Inhaltsstoffe:</u> In den Blüten ätherisches Öl mit Farnesol, ferner Glykoside und Flavonoide.

Anwendung
Bewährtes schweißtreibendes Mittel bei Erkältungskrankheiten. Meist wird ein <u>Aufguß</u> von 1–2 Teelöffel getrockneter Blüten/Tasse (nur kurz aufbrühen, nicht kochen!) verwendet, mitunter zusammen mit getrockneten Holunderblüten im Verhältnis 1:1. Beide einheimischen Linden-Arten können für einen Lindenblütentee verwendet werden.

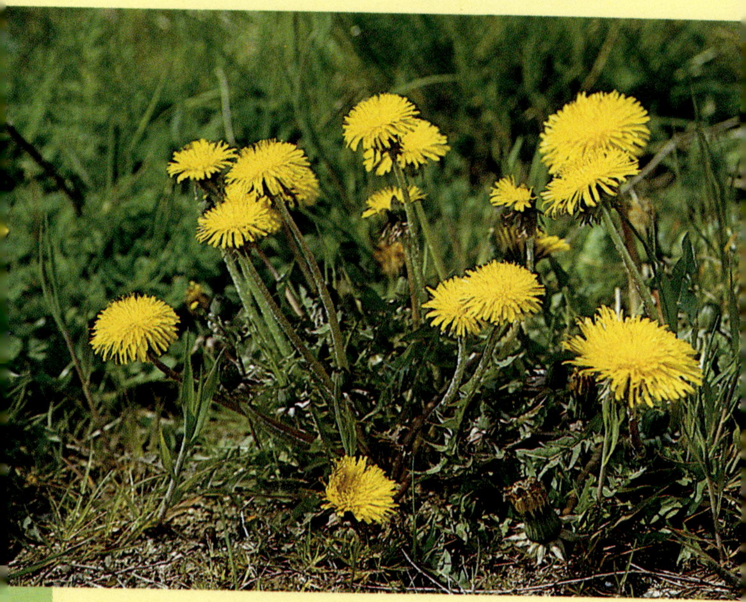

Löwenzahn *Taraxacum officinale*
Familie Korbblütengewächse (Asteraceae)
E Dandelion F Dent de Lion, Pissenlit I Dente di Leone

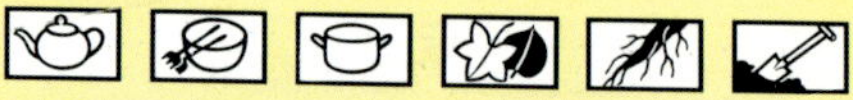

<u>Merkmale:</u> Mehrjährige, sehr formenreiche Pflanze mit langer, brauner Pfahlwurzel. Milchsaftführend. Blätter rosettig angeordnet, schrotsägeförmig bis unregelmäßig fiederspaltig, seltener ganzrandig. Blütenköpfe auf langen, unbeblätterten Schäften, bis 60 mm breit, nur aus gelben, schmalen Zungenblüten zusammengesetzt. *Blütezeit IV–V.*

<u>Vorkommen:</u> Weltweit in Fettwiesen und -weiden.

<u>Verwendete Teile:</u> Junges Kraut vor der Blüte, getrocknete Wurzel.

<u>Inhaltsstoffe:</u> Bitterstoffe (vor allem Taraxacin) und Flavonoide, Inulin, Gerbstoff.

Anwendung

Bewährtes Bittermittel bei Appetitlosigkeit und Magenbeschwerden. Wirkt außerdem gallenflußfördernd und ist deshalb Bestandteil von Leber- und Gallentees. Außerdem wirkt die Pflanze diuretisch.

<u>Abkochung:</u> 2 Teelöffel Kraut/Wurzel (gemischt)/Tasse schnell aufkochen, 10 min ziehen lassen.

Die jungen Blätter sind eine sehr geschätzte Zutat zu Wildpflanzensalaten oder Gemüsen. Durch längeres Wässern wird der Bittergeschmack gemildert.

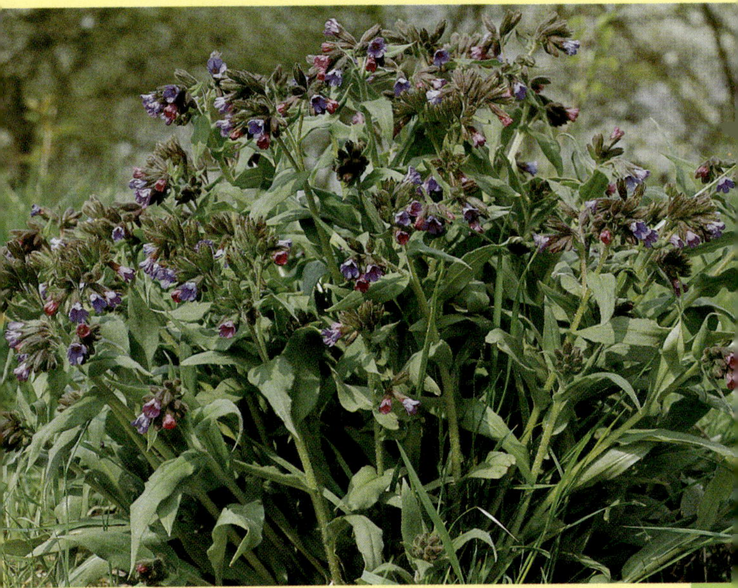

Lungenkraut *Pulmonaria officinalis*
Familie Rauhblattgewächse (Boraginaceae)
E Lungwort F Pulmonaire I Polmonaria

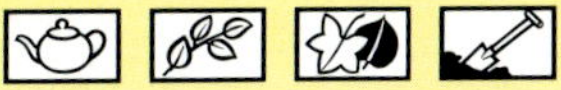

<u>Merkmale:</u> Mehrjährige Pflanze mit dünnen, kriechendem Wurzelstock, der im zeitigen Frühjahr gleichzeitig Blüten- und Blattsprosse treibt, etwa 30 cm hoch, wie die Blätter steif behaart. Blätter wechselständig, oval, leicht stengelumfassend-sitzend, 7–10 cm lang, weißlich gefleckt. Blüten in endständigen Doppelwickeln. Kelch am Grunde kantig. Krone anfangs rötlich, später blauviolett. *Blütezeit III-V.*

<u>Vorkommen:</u> Zerstreut bis verbreitet in krautreichen Laubwäldern, Bachauen. Humuszeiger.

<u>Verwendete Teile:</u> Frisches Kraut, getrocknetes Kraut nach der Blüte oder nur die Blätter.

<u>Inhaltsstoffe:</u> Schleim, Saponin, Gerbstoff, Kieselsäure, Allantoin, Mineralstoffe.

Anwendung

Lungenkraut wird vor allem in der Volksheilkunde wegen der reizmildernden und auswurffördernden Wirkung der Saponine bei Erkrankungen der Atmungsorgane verwendet.

<u>Aufguß</u> von 2–3 Teelöffel Kraut oder Blätter/Tasse, 8–10 min ziehen lassen, gegen Katarrhe, Husten oder Bronchitis.

Die im Frühjahr gesammelten Blätter können auch als Wildgemüse oder Wildsalat zubereitet werden.

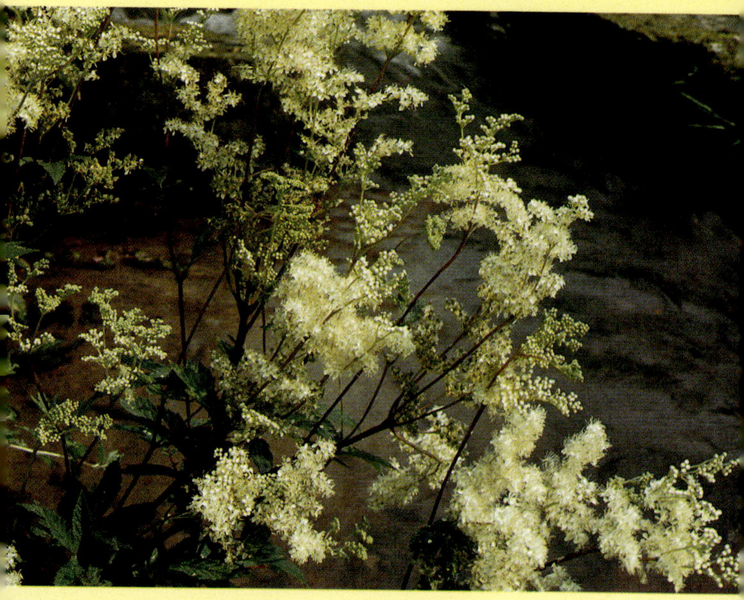

Mädesüß *Filipendula ulmaria*
Familie Rosengewächse (Rosaceae)
E Meadowsweet F Reine des Prés I Filipendula

Merkmale: Mehrjährige Pflanze von 100–150 cm Höhe mit kriechendem Wurzelstock und aufrechten, sehr steifen, erst im oberen Teil verzweigten Stengeln. Grundblätter rosettig. Stengelblätter wechselständig, unterbrochen unpaarig gefiedert, Endfieder sehr groß, handförmig geteilt. Blüten gelblich-weiß, in zusammengesetzten, rispenähnlichen Blütenständen, von sehr starkem, süßlichem Duft. *Blütezeit VI–VII.*

Vorkommen: Häufig und zum Teil bestandsbildend in nassen Wiesen, an Gräben und Ufern, in Hochstaudenfluren und Auen.

Verwendete Teile: Blüten, seltener auch die Blätter.

Inhaltsstoffe: Salicylsäureverbindungen, Gaultherin (Salicylsäuremethylester), Spiraein (Salicylaldehyd) sowie freie Salicylsäure, Gerbstoffe.

Anwendung

Mädesüß wird wegen der schweißtreibenden Wirkung seiner Salicylsäureverbindungen bei Rheuma und zur Fiebersenkung verwendet, auch als Diuretikum in der Frühjahrskur.

Aufguß: 1–2 Teelöffel Blüten/Tasse, 5 min ziehen lassen. Einige Blüten kann man wegen ihres starken Duftes zum Aromatisieren von Gelee, Saft oder Fruchtwein verwenden.

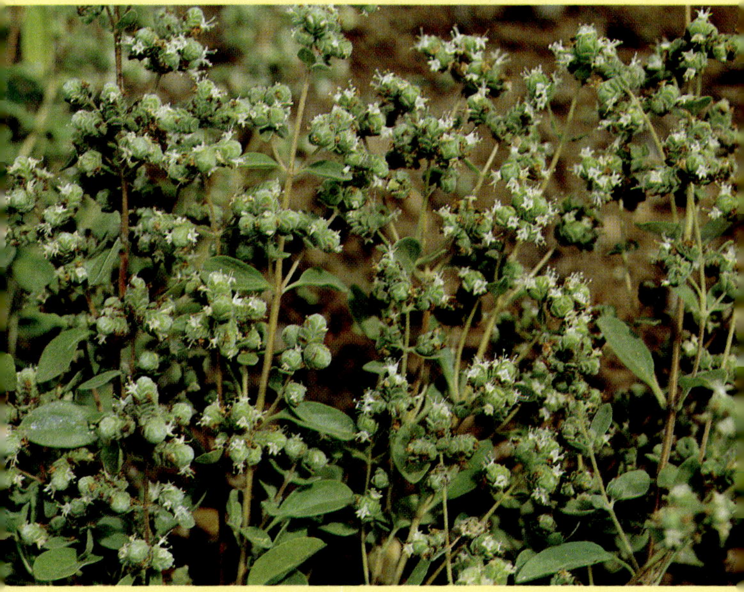

Majoran *Majorana hortensis*
Familie Lippenblütengewächse (Lamiaceae)
E Majoram F Marjolaine I Maggiorana

Merkmale: Mehrjährige, bei uns nur einjährig kultivierte Pflanzen von 15–40 cm Höhe mit stark ästigem, dünnem, aber festem Stengel. Blätter kreuzgegenständig, kurzgestielt, oval. Alle grünen Teile leicht flaumig bis filzig behaart. Blüten in mehrblütigen Scheinquirlen, von nahezu kreisrunden Hochblättchen eingehüllt, Kronen ragen kaum heraus, blaßlila – weißlich oder rosa. *Blütezeit VII–IX.*

Vorkommen: Der Majoran ist in Vorderindien beheimatet und kam über die Araber und den Mittelmeerraum in die Gebiete nördlich der Alpen.
Verwendete Teile: Blühendes Kraut, frisch oder getrocknet.
Inhaltsstoffe: Ätherisches Öl mit Pinen, Origanol und Sabinen, ferner Gerb-und Bitterstoff.
Kultur: Im Garten oder im Blumentopf auf der Fensterbank. Ziemlich anspruchslos.

Anwendung

Die stark aromatische Pflanze regt die Magensaftsekretion an und gilt als krampf- und schleimlösend. Als Heilpflanze ist sie heute etwas in den Hintergrund getreten. Dafür wird Majoran um so mehr in der Kräuterküche verwendet, etwa bei Fleischfüllungen, zu Wild, Bratkartoffeln, Suppen und Salaten.

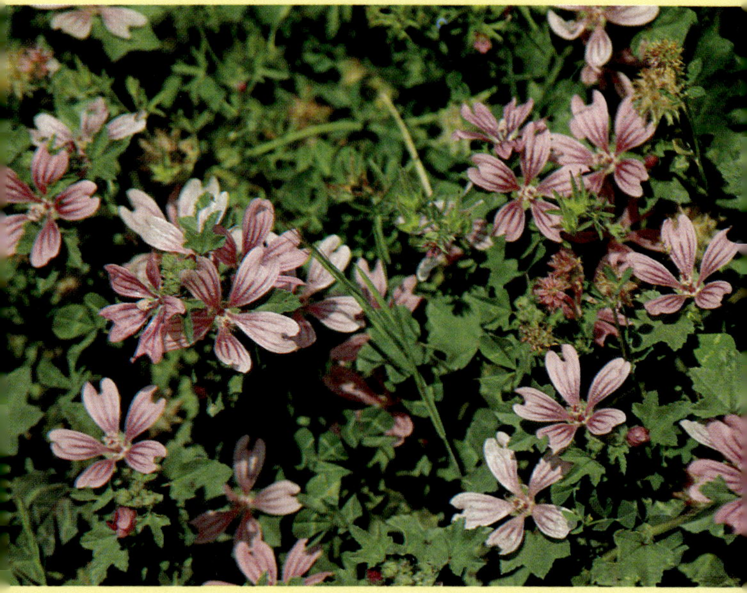

Malve, Wilde Malve *Malva sylvestris*
Familie Malvengewächse (Malvaceae)
E Common Mallow F Mauve sylvestre, Meule I Malva

Merkmale: Mehrjährige Pflanze von 80–150 cm Höhe mit liegendem, aufsteigendem oder aufrechtem Stengel, spärlich behaart, ästig. Blätter 3–7lappig bei angenähert kreisrundem Umriß, etwas faltig. Blüten zu mehreren in den Blattachseln, Kronblätter rosa-violett mit dunklerer Aderung. Staubblätter zu einer Röhre verwachsen. *Blütezeit VI–X.*

Vorkommen: Weit verbreitet an Schuttstellen, Wegrändern, in Wildkrautfluren an Säumen und Böschungen. Vor langer Zeit aus Asien eingebürgert.

Verwendete Teile: Blüten und Blätter. Nur an warmen Tagen sammeln und rasch trocknen.

Inhaltsstoffe In den Blüten ist Schleim, Gerbstoff, Anthocyanglykosid (Malvin) und wenig ätherisches Öl enthalten, in den Blättern Gerb- und Schleimstoff.

Anwendung

Bewährtes Mittel bei Erkrankungen der Atmungsorgane.
Abkochung: 2–3 Eßlöffel getrocknete Blätter/5 Tassen oder **Aufguß:** 2 Teelöffel/Tasse gegen Katarrhe, Entzündungen im Hals-/Rachenraum, Hautentzündungen oder Verbrennungen oder Entzündungen des Verdauungstraktes.
Junge Malvenblätter kann man in Wildpflanzensalaten verwenden.

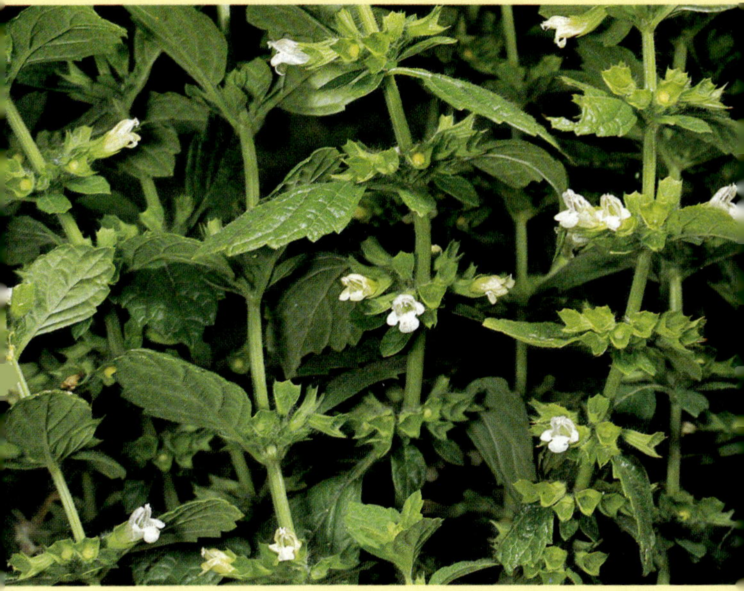

Melisse *Melissa officinalis*
Familie Lippenblütengewächse (Lamiaceae)
E Balm F Citronnelle I Melissa

Merkmale: Mehrjährige Pflanze mit ästigem Wurzelstock, aus dem jährlich bis zu 70 cm hohe kantige Stengel treiben. Blätter kreuzgegenständig, gestielt, oval, gezähnt. Blüten zu 3–6 in Scheinquirlen in den Blattachseln, weiß, leicht nickend, um 10 mm lang. Die gesamte Pflanze duftet stark aromatisch nach Zitrone (daher oft auch Zitronen-Melisse genannt). *Blütezeit VI–VIII.*
Vorkommen: Die Pflanze stammt aus dem östlichen Mittelmeerraum, wird nördlich der Alpen jedoch schon seit Jahrhunderten als Aromalieferant und Bienenfutterpflanze kultiviert.
Verwendete Teile: Frische oder getrocknete Blätter.
Inhaltsstoffe: Ätherisches Öl mit Citronellal, Citral, Geraniol und Linalool, Gerb- und Bitterstoff.
Kultur: Staudengärtnereien bieten Pflanzgut für den Kräutergarten an.

Anwendung

Melisse wirkt beruhigend, krampflösend und blähungstreibend.
Aufguß: (3 Teelöffel/Tasse, 8–12 min ziehen lassen) gegen Schlaflosigkeit, Kopfschmerz und Beschwerden der Verdauungsorgane. Getrocknetes Kraut in Duftsträußen und Kräuterkissen, frisches zum Aromatisieren von Saft, Weißwein, Mineralwasser oder Salat.

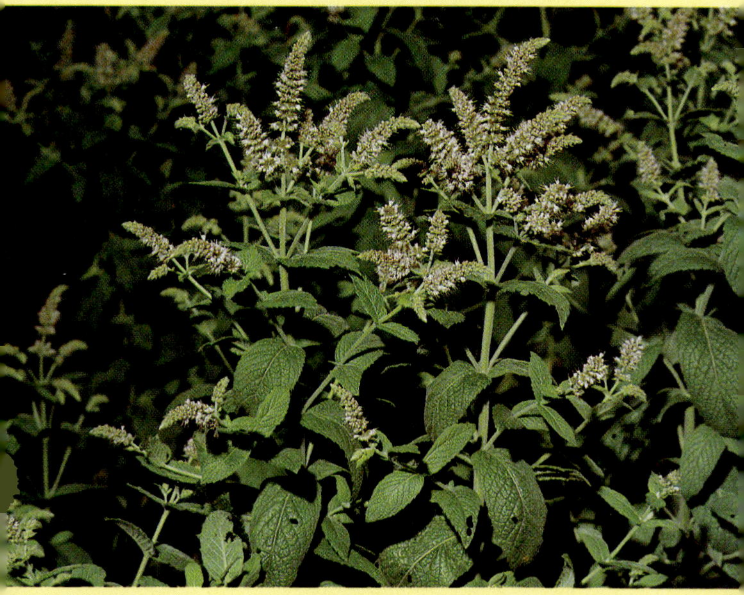

Minze *Mentha piperita*
Familie Lippenblütengewächse (Lamiaceae)
E Mint F Menthe I Menta

Merkmale: Pfeffer-Minze ist eine mehrjährige Pflanze mit kräftigem Wurzelstock, langen unterirdischen Ausläufern und kantigen, aufrechten Stengeln bis etwa 80 cm hoch. Durch Bastardierung der **Wasser-Minze** (*Mentha aquatica*) und der **Grünen Minze** (*Mentha spicata*) entstanden. Alle Teile von starkem, aromatischem Duft. Blätter sitzend, gesägt, spitz. Blüten in endständigen Scheinähren. *Blütezeit VI–VIII.*

Vorkommen: Nur aus der Kultur bekannt.

Verwendete Teile: Frisches oder getrocknetes Kraut oder Blätter, die vor der Blüte gesammelt werden.

Inhaltsstoffe: Ätherisches Öl mit Menthol, Methon, Cineol, ferner Gerbstoffe und Flavonoide.

Kultur: Für den Kräutergarten genügt eine Staude.

Anwendung

Pfefferminzblätter gehören zu den am meisten verwendeten Teedrogen. Das ätherische Öl wirkt krampflösend, blähungstreibend und stoffwechselanregend.

Aufguß: 2 Teelöffel/Tasse gegen Verdauungsbeschwerden, Appetitlosigkeit, Koliken. Tee nie länger als 5–10 min ziehen lassen. Pfefferminzöl ist Bestandteil vieler Fertigarzneien.

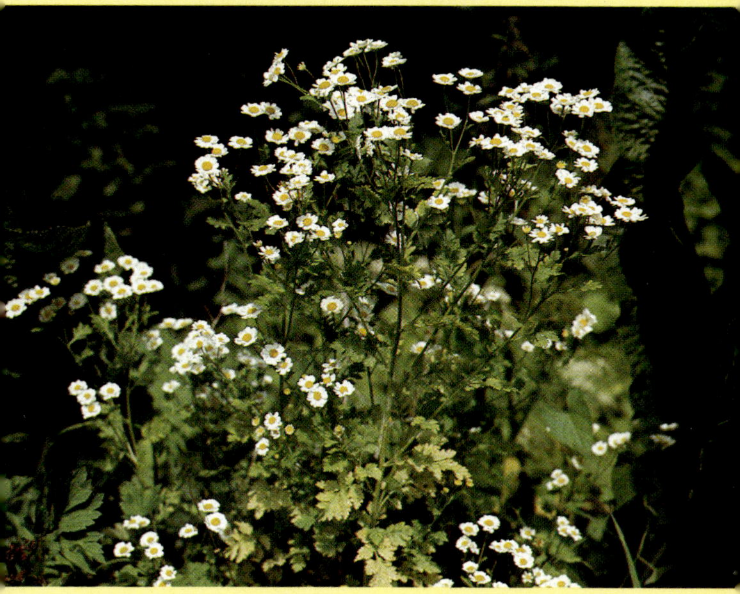

Mutterkraut *Chrysanthemum parthenium*
Familie Korbblütengewächse (Asteraceae)
E Lesser Feverfew F Chrysanthème des jardins I Erba di San Paolo

Merkmale: Mehrjährige Pflanze mit kräftigem Wurzelstock und buschig verzweigtem, aufrechtem Stengel, etwa 25–60 cm hoch. Blätter wechselständig, 2–3fach fiederteilig mit breit linealischen Zipfeln, von elliptischem Umriß. Blütenköpfe in lockeren Schirmrispen, um 25 mm breit. Strahlenblüten weiß, gerade abstehend. Scheibenblüten gelb. Duftet beim Zerreiben sehr aromatisch. *Blütezeit VI–VIII.*

Vorkommen: Stammt aus dem östlichen Mittelmeerraum. Nördlich der Alpen vor allem in Gärten (Bauerngärten).
Verwendete Teile: Blühendes Kraut oder Blütenköpfe.
Inhaltsstoffe: Ätherisches Öl mit Kampfer, Borneol und anderen flüchtigen Bestandteilen, außerdem Bitterstoffe.
Kultur: Alte Bauerngartenpflanze, aus Saatmaterial oder Wurzeln leicht anzusiedeln.

Anwendung

Ähnlich wie Kamille, obwohl die wertvollen Inhaltsstoffe dieser Heilpflanze nicht vorkommen.
Ein Aufguß von 1 Teelöffel Blüten/Tasse, 5 min ziehen lassen, gegen Menstruationsbeschwerden oder Verdauungsstörungen, äußerlich zur Wundheilung.

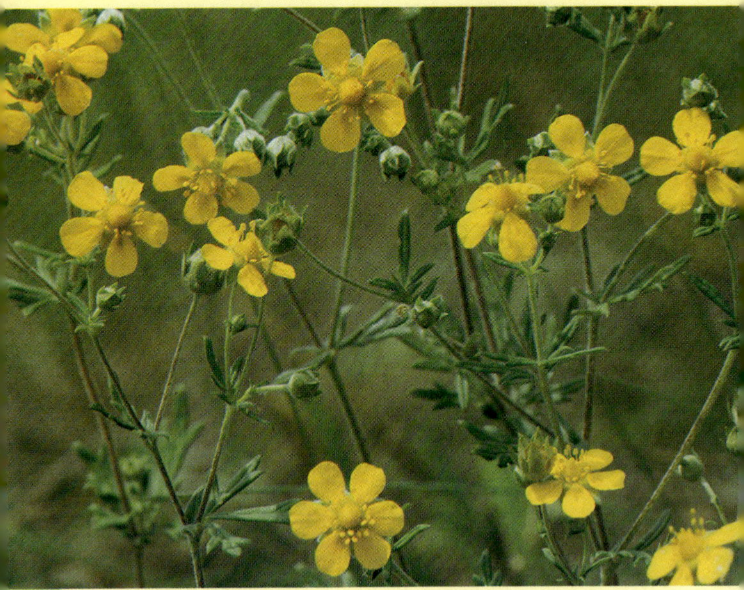

Nelkenwurz *Geum urbanum*
Familie Rosengewächse (Rosaceae)
E Herb Bennet F Benoîte commune I Cariofillata, Ambretta

Merkmale: Mehrjährige Pflanze mit kurzem, walzenförmigem Wurzelstock und aufrechtem, wenigästigem Stengel, etwa 50–100 cm hoch. Grundblätter rosettig, unterbrochen leierartig gefiedert. Stengelblätter ziemlich groß, mit rundlichem Endabschnitt. Blüten auf langen, drüsigen Stielen in wenigblütigen Blütenständen. Kronblätter leuchtend gelb. Griffel nach der Blüte verlängert. *Blütezeit V–X.*

Vorkommen: Ziemlich häufig in Wildkrautfluren an Gebüschen und Säumen, in feuchten Wäldern oder an Grabenrändern.

Verwendete Teile: Getrocknete Wurzelstöcke und Blätter, vor der Blüte gesammelt.

Inhaltsstoffe: In den Wurzelorganen ätherisches Öl mit Eugenol (Nelkenöl) und Bitter- sowie Gerbstoffe.

Anwendung

Wegen des hohen Gehalts an Gerbstoffen wird ein Kaltauszug aus dem Wurzelstock (1 Teelöffel/Tasse) gegen Durchfallerkrankungen empfohlen. Eine Abkochung dient als Badezusatz bei Hautabschürfungen oder ähnlichen äußeren Verletzungen.
Die im Frühjahr gesammelten Blätter lassen sich gut in Wildpflanzensalaten verwenden.

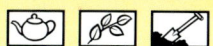

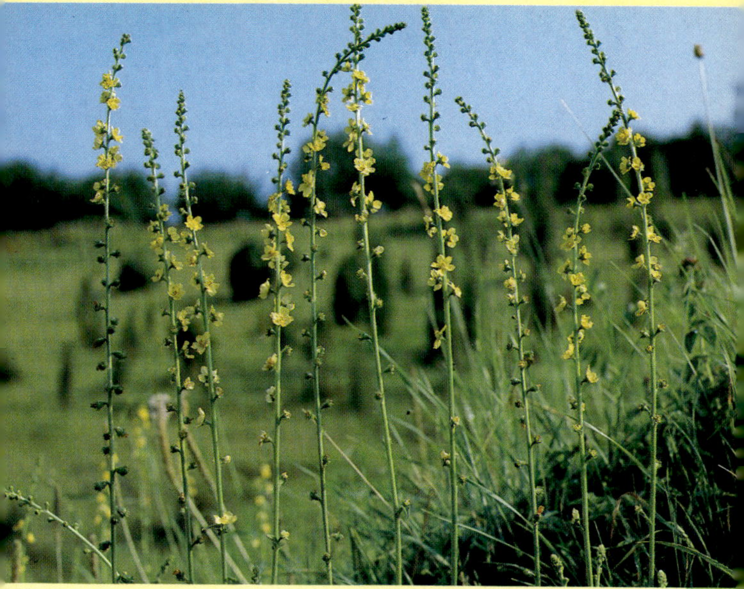

Odermennig *Agrimonia eupatoria*
Familie Rosengewächse (Rosaceae)
E Agrimony F Aigremoine I Agrimonia

Merkmale: Mehrjährige Pflanze von etwa 40–100 cm Höhe mit aufrechtem, meist unverzweigtem, ziemlich rauhhaarigem Stengel. Blätter wechselständig, unterbrochen unpaarig gefiedert, Fiedern abwechselnd klein und groß, grob gezähnt, unterseits kurz rauhhaarig. Blüten in langen, reichblütigen Trauben, goldgelb, 5zählig. *Blütezeit V–VI.*

Vorkommen: Meist auf lockeren, etwas trockenen Böden an Böschungen, Wegrändern oder Säumen. Auch in Halbtrockenrasen.

Verwendete Teile: Getrocknetes Kraut, kurz vor der Blüte.

Inhaltsstoffe: Ätherisches Öl (wenig), Gerbstoffe und vor allem Bitterstoffe.

Anwendung

Die schonend getrocknete Droge ist ein ausgesprochenes Bittertonikum mit erwiesener Gallenwirksamkeit.
Ein <u>Aufguß</u> (1 Teelöffel Kraut/Tasse, 10–15 min ziehen lassen) wird gegen Beschwerden der Verdauungsorgane verwendet.
Die adstringierende Wirkung der Gerbstoffe wird auch beim Gurgeln (Entzündungen im Hals-/Rachenraum) vorteilhaft ausgenutzt.
Odermennig ist augenblicklich Gegenstand intensiver Forschungen, da seine Inhaltsstoffe vermutlich gegen Viren wirksam sind.

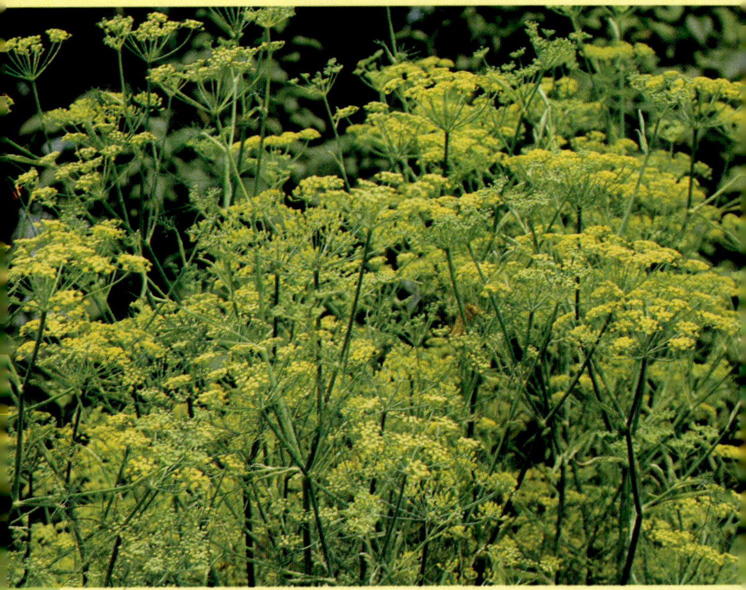

Pastinak, Pastinake *Pastinaca sativa*
Familie Doldenblütengewächse (Apiaceae)
E Wild Parsnip F Panais I Pastinaca

Merkmale: Zweijährige Pflanze mit weißlicher, rübenartig verdickter Wurzel und aufrechtem, im oberen Teil ästigem Stengel, etwa 30–100 cm hoch. Blätter wechselständig, einfach gefiedert. Fiedern in 5–11 Paaren, oval-länglich, oft ungeteilt oder angedeutet fiederschnittig. Blüten gelb, zahlreich in zusammengesetzter Dolde von 5–10 cm Breite, mit fehlender oder unvollständiger Hülle. Alle Teile der Pflanze duften beim Zerreiben aromatisch nach Mohrrüben. *Blütezeit VI–IX.*

Vorkommen: Ziemlich verbreitet in Wildkrautfluren, an Wegrändern, auf Wiesen. Heute weltweit.

Verwendete Teile: Wurzel (im Herbst gegraben); junge Blätter und Sprosse.

Inhaltsstoffe: Ätherisches Öl, Bitterstoffe.

Kultur: Alte Bauerngartenpflanze, die früher als Gemüselieferant viel gezogen wurde.

Anwendung
Die Blätter und Sprosse der Pflanze sind ein ausgezeichnetes Wildgemüse. Ältere Teile der Pflanze entwickeln mitunter einen etwas strengen Geschmack, der durch Blanchieren oder Abkochen in Salzwasser gemildert werden kann. Die Wurzeln der Pflanze kann man wie Mohrrüben zubereiten.

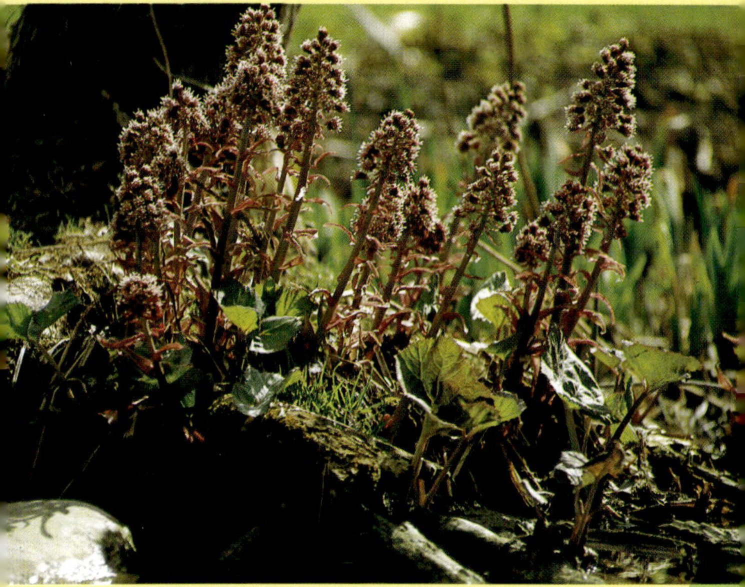

Pestwurz *Petasites hybridus*
Familie Korbblütengewächse (Asteraceae)
E Butterbur F Pétasite I Farfaraccio

Merkmale: Mehrjährige Pflanze mit kräftigem, ästigem Wurzelstock, Blätter grundständig, sehr groß, ziemlich langgestielt, von rundlichem Umriß bis herzförmig, oberseits grün, unterseits graufilzig. Blütenköpfe zahlreich auf einem dicklichen Blütenstandsschaft, der im Frühjahr vor den Blättern erscheint und bis 30 cm hoch wird. Bei der Fruchtreife streckt sich der Schaft und wird lockerer. *Blütezeit III–V.*

Vorkommen: Verbreitet bis häufig in Bachauenwiesen.

Verwendete Teile: Frische oder getrocknete Blätter sowie getrockneter Wurzelstock.

Inhaltsstoffe: Ätherisches Öl, Schleim- und Gerbstoffe, Petasin.

Anwendung

Schon seit langem werden die krampflösenden und schmerzstillenden Eigenschaften der Pestwurz geschätzt und genutzt. Früher als vermeintliches Heilmittel gegen die Pest eingesetzt, werden Zubereitungen (Aufguß: 1 Teelöffel Blätter oder Wurzel/Tasse, 10 min ziehen lassen) gegen Störungen im Magen-Darm-Bereich oder der Gallenblase angewendet.
Junge Blätter zu Wildgemüsen, wenn sie zuvor in Salzwasser gekocht wurden.

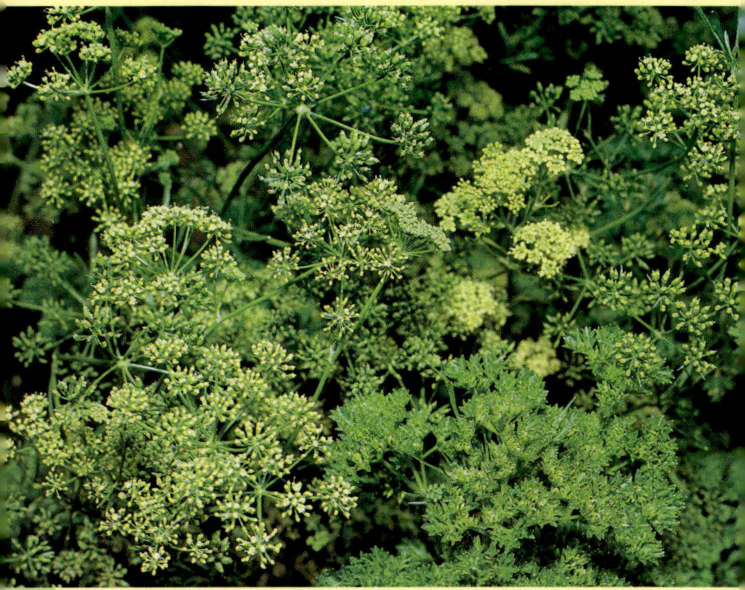

Petersilie *Petroselinum crispum*
Familie Doldenblütengewächse (Apiaceae)
E Parsley F Persil I Prezzemolo

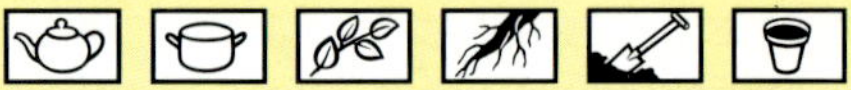

Merkmale: Zweijährige bis ausdauernde Pflanze mit kräftiger Wurzel und rosettigen Blättern. Blüten unscheinbar, grünlich gelb. Der typische Petersiliengeruch und die Blütenfarbe unterscheiden diese Pflanze von der sehr giftigen **Hundspetersilie** (*Aethusa cynapium*) mit reinweißen Dolden! *Blütezeit: VI–VII.*

Vorkommen: Ursprünglich eine Pflanze küstennaher Klippen und Felsen, im Mittelmeergebiet und entlang der Atlantikküsten. Heute in vielen Sorten kultiviert.

Verwendete Teile: Frisches oder getrocknetes Kraut, Wurzeln.

Inhaltsstoffe: Ätherisches Öl mit Apiol, Myristicin und Allyltetramethoxybenzol. In den Wurzeln und Blättern ist nur wenig Öl enthalten, in den reifen Früchten dagegen eine größere Menge.

Kultur: Darf in keinem Kräuterbeet fehlen. Gedeiht auch im Blumentopf.

Anwendung

Die Wirkstoffe der Petersilie fördern die Diurese und wirken außerdem bei Kontraktion der Gebärmutter. In Fertigpräparaten daher verwendet gegen Menstruationsstörungen, Nierenbeschwerden, Blähungen.
Wichtige Gewürzpflanze.

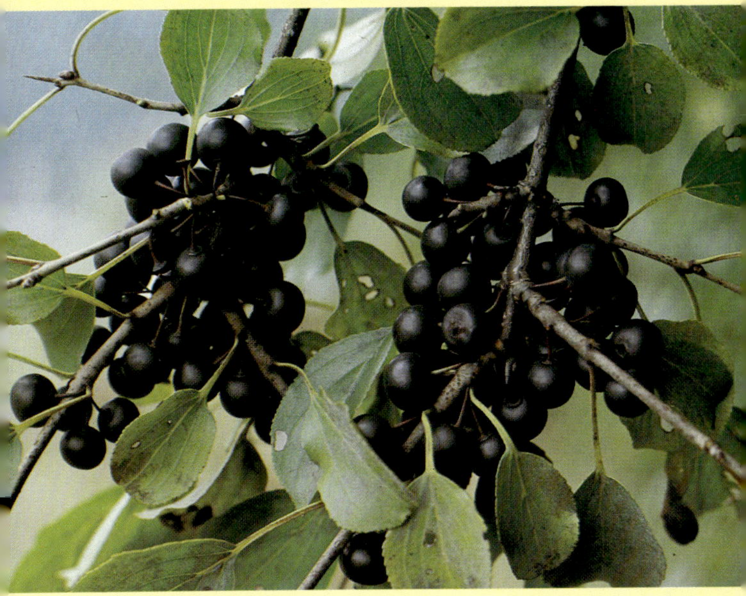

Purgierkreuzdorn *Rhamnus cathartica*
Familie Kreuzdorngewächse (Rhamnaceae)
E Buckthorn F Noirprun I Spino Cervino

<u>Merkmale:</u> Sommergrüner Strauch oder kleiner Baum bis etwa 5 m Höhe mit sehr hartem Holz. Zweige oft nahezu gegenständig und abstehend. Rinde aschgrau, etwas glänzend. Seitenzweige enden meist in einem Sproßdorn. Blätter gegenständig, breit oval. Blüten weißlich-gelb. Steinfrüchte schwarz, glänzend. *Blütezeit V–VI.* Fruchtreife IX.

<u>Vorkommen:</u> Verbreitet auf trockenen, kiesigen oder lehmigen Böden in sonnigen Hecken.

<u>Verwendete Teile:</u> Früchte.

<u>Inhaltsstoffe:</u> Freie und gebundene Anthrachinone, ferner Flavonglykoside.

Anwendung

Die reifen Früchte wirken ähnlich wie die Faulbaumrinde als Abführmittel, jedoch wesentlich milder. Daher wird der Purgier-Kreuzdorn auch gerne in der Kinderheilkunde verwendet. Die Inhaltsstoffe wirken besonders auf den Dickdarm ein und werden bei chronischer Verstopfung angewendet. Als Abführmittel genügen 8–12 zerkaute Früchte, zusammen mit einem Apfel. Die Droge schmeckt sehr unangenehm.
Unreife Früchte oder größere Mengen können zu Vergiftungen mit Erbrechen, Koliken und starkem Durchfall führen!

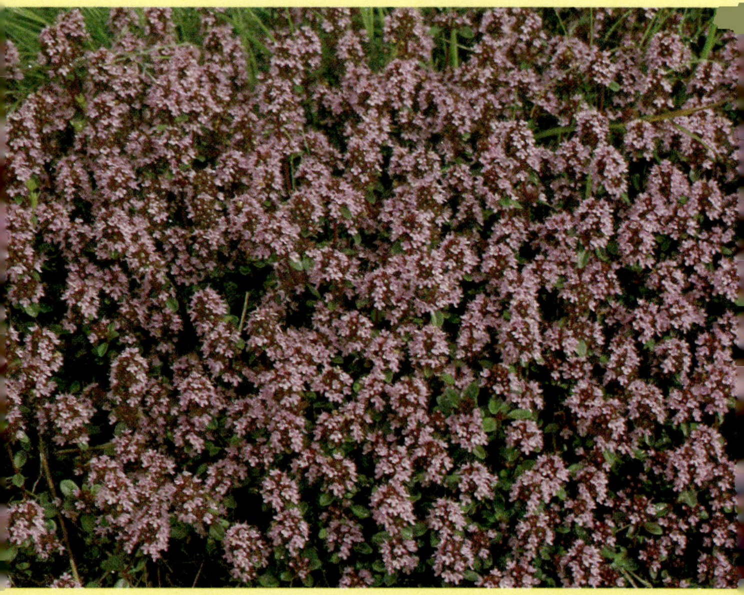

Quendel, Sand-Thymian *Thymus serpyllum*
Familie Lippenblütengewächse (Lamiaceae)
E Wild Thyme F Serpolet I Serpillo

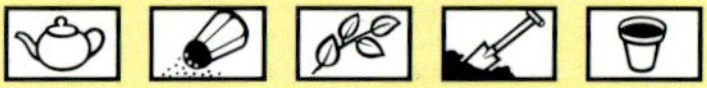

Merkmale: Mehrjährige, allerdings sehr kleine Pflanze von 5–30 cm Höhe, Zwergstrauch. Äste nur schwach verholzt. Stengel liegend oder aufsteigend, an den Knoten wurzelnd, rasenartig dicht. Blätter gegenständig, ganzrandig, oval. Blüten klein, in dichter, fast kugeliger Traube an den Zweigenden, hell- oder dunkelpurpurn. *Blütezeit V–IX.*

Vorkommen: Zerstreut in Sandfluren, Trockenrasen, Dünengebieten, Kiefernbeständen, an sonnigen, trockenen Stellen.

Verwendete Teile: Blühendes Kraut.

Inhaltsstoffe: Ätherisches Öl mit Thymol, Cymol, Carvacrol, je nach Rasse auch Citral und Pinen, ferner Gerb- und Bitterstoff sowie Flavonoide.

Kultur: Staudengärtnereien bieten Pflanzen für den Garten an.

Anwendung

Gegen Reiz- und Keuchhusten, wegen des Bitterstoffgehalts mitunter auch als Magenmittel. Gelegentlich wird auch eine verwandte Art, der **Feld-Thymian** (*Thymus pulegioides*) als Quendel bezeichnet. Er ist in gleicher Weise gebräuchlich.

Zubereitung: 1–2 Teelöffel Quendelkraut/Tasse aufgießen und ca. 5–10 min ziehen lassen, 2–3mal täglich.

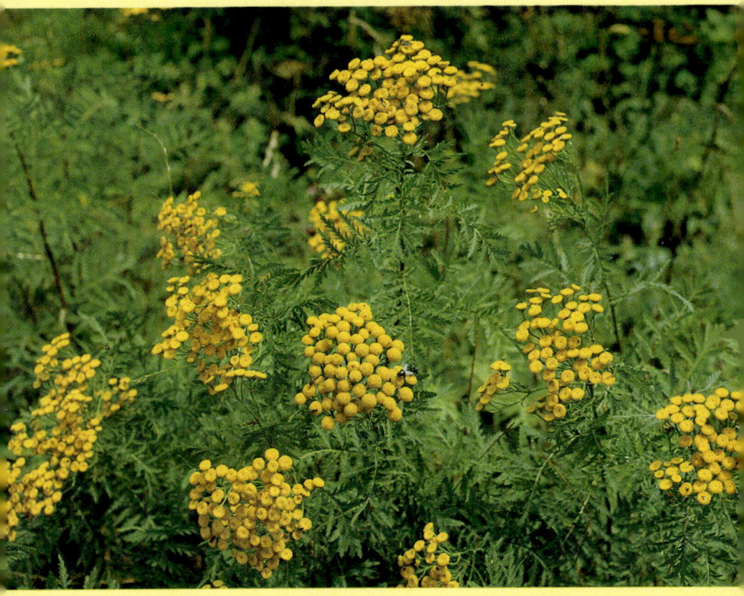

Rainfarn *Tanacetum vulgare*
Familie Korbblütengewächse (Asteraceae)
E Tansy F Tanaisie I Tanaceto

Merkmale: Mehrjährige Pflanze mit zahlreichen, horstförmig zusammenstehenden, sehr steifen Stengeln, 80–120 cm hoch, meist nur im oberen Teil ästig, ziemlich kantig. Blätter wechselständig, 1–2fach fiederschnittig, drüsig punktiert. Blütenköpfe auffällig abgeplattet, in endständigen Schirmrispen, goldgelb, ohne Strahlenblüten. Alle Teile der Pflanzen duften stark aromatisch. *Blütezeit VIII–X.*

Vorkommen: Häufig in staudenreichen Wildkrautfluren an Dämmen, auf Ödland, an Böschungen. **Verwendete Teile:** Kraut und Blütenköpfe. **Inhaltsstoffe:** Ätherisches Öl mit Thujon, Bitterstoff Tanacetin. Vom Rainfarn gibt es verschiedene chemische Rassen mit etwas abweichender Zusammensetzung des ätherischen Öls. **Kultur:** Dekorative Pflanze für Kräutergärten.

Anwendung

Früher wurde Rainfarn wegen seines Gehaltes an giftigem Thujon gelegentlich als Wurmmittel verwendet. Dieser Gebrauch ist jedoch nicht ungefährlich. Heute wird die Pflanze fast nur noch in der Homöopathie bei Verdauungsbeschwerden und äußerlich zur Wundheilung eingesetzt.

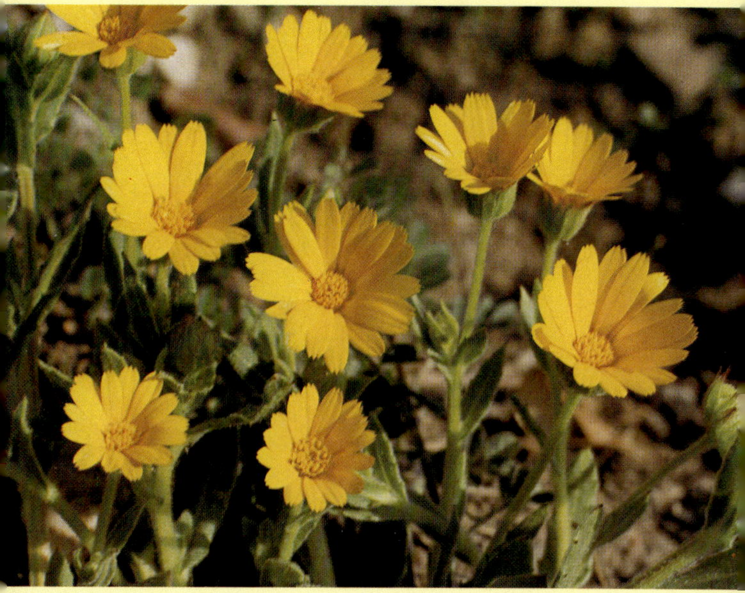

Ringelblume *Calendula officinalis*
Familie Korbblütengewächse (Asteraceae)
E Marigold F Souci I Calendola

Merkmale: Einjährige Pflanze von spezifischem Geruch mit spindelförmiger Wurzel und aufrechtem, nur wenig verzweigtem Stengel, um 50 cm hoch. Blätter wechselständig, sitzend, spatelig, fein behaart. Blütenköpfe 2–5 cm breit, einzeln endständig, dotter- bis orangegelb. Früchte auffällig eingerollt. *Blütezeit VI–XI.*

Vorkommen: Ursprünglich nur im Mittelmeergebiet, seit Jahrhunderten in Kräuter- und Ziergärten angebaut.
Verwendete Teile: Blütenköpfe.
Inhaltsstoffe: Ätherisches Öl, Saponine, Bitterstoffe, Flavonoide.
Kultur: Können leicht aus Samen gezogen werden und säen sich dann von selbst aus.

Anwendung

Ringelblume ist ein hervorragendes Wundheilmittel von ähnlicher Wirkung wie Arnika, jedoch ohne dessen wund- und hautreizende Eigenschaften. Die Pflanze wird bei Abschürfungen, Quetschungen, Blutergüssen oder Geschwüren zu Bädern oder Umschlägen, häufig auch als Salbe angewendet.
Zubereitung der Salbe: 150 g frische Blütenköpfe mit 500 g Schmalz erhitzen, abkühlen lassen, nach 3 Tagen erneut erhitzen und über ein Tuch abgießen.

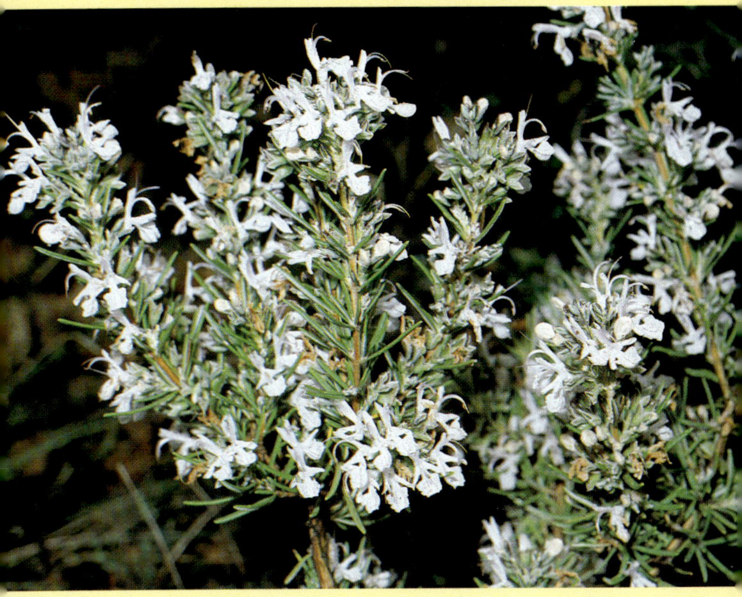

Rosmarin *Rosmarinus officinalis*
Familie Lippenblütengewächse (Lamiaceae)
E Rosemary F Romarin I Rosmarino

<u>Merkmale:</u> Ein immergrüner Strauch von 30–150 cm Höhe, in unserem Klima gewöhnlich viel kleiner, mit aufrechten oder aufsteigenden verholzten Zweigen. Blätter kreuzgegenständig, 1–4 cm lang, lederig, linealisch, sitzend, oberseits dunkler grün und etwas runzelig, unterseits weißlich. Blüten in achselständigen Scheinquirlen. Krone hellblau, rosa oder weiß. *Blütezeit VI–IX.*
<u>Vorkommen:</u> Im Mittelmeergebiet heimisch, sonst nur gelegentlich als Zier- oder Würzpflanze angebaut. Nur bedingt winterfest.
<u>Verwendete Teile:</u> Blätter der blühenden Pflanze.
<u>Inhaltsstoffe:</u> Ätherisches Öl mit Cineol, Borneol, Kampfer, ferner Gerbstoffe und Saponine.
<u>Kultur:</u> Ganzjährige Topfkultur, am besten aus Stecklingen, ist möglich. Jungpflanzen auch in Gärtnereien. Kälteempfindlich! Drinnen überwintern!

Anwendung

Medizinisch bei Durchblutungsstörungen, Rheuma oder Migräne. Ein <u>Aufguß</u> (1–2 Teelöffel Blätter/Tasse, 10 min ziehen lassen) wird zusätzlich gegen Appetitlosigkeit oder als Badezusatz empfohlen. Rosmarin ist zudem eine beliebte Gewürzpflanze. Ihr kräftiges Aroma paßt zu Wild, Geflügel, Pilzen, Omelettes und Käsegerichten.

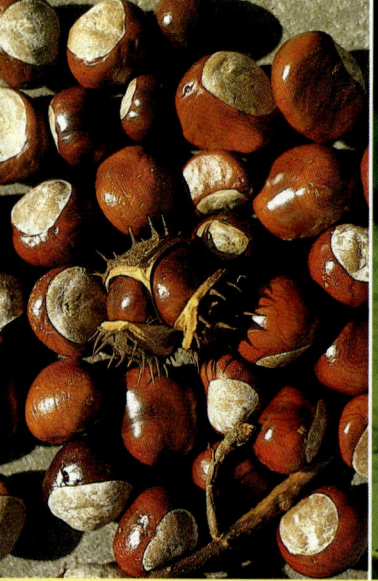 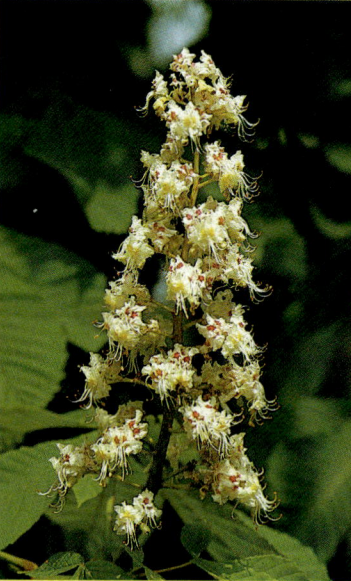

Roßkastanie *Aesculus hippocastanum*
Familie Roßkastaniengewächse (Hippocastanceae)
E Horse Chestnut F Marronier d'Inde I Castagno d'India

Merkmale: Sommergrüner Baum bis etwa 30 m Höhe mit sehr breit gewölbter Krone. Rinde grobschuppig, graubraun. Blätter gegenständig, handförmig geteilt. Blüten zahlreich in aufrechten Rispen, mit gelbem oder rotem Farbmal. Kapselfrucht mit 1–2 Kastanien. *Blütezeit V–VI.*

Vorkommen: Beheimatet in den Bergwäldern des Balkans und des westlichen Kaukasus. Seit langem auch nördlich der Alpen als Zierbaum angepflanzt.
Verwendete Teile: Samen (Kastanien).
Inhaltsstoffe: Saponine, Flavonoidglykoside.

Anwendung

Extrakte aus den reifen Samen werden medizinisch vor allem gegen Erkrankungen der Venen, beispielsweise Krampfadern, Venenentzündungen, Hämorrhoiden, ferner auch zur Thrombosevorbeugung, gegen Durchblutungsstörungen und bestimmten Formen von Migräne angewendet. Roßkastanie ist in vielen Fertigpräparaten enthalten. Für den Hausgebrauch empfiehlt sich ein Glas trockener Weißwein, in den 1 Messerspitze gepulverte Samen gegeben werden. Roßkastanie sollte nicht ohne ärztliche Veranlassung über längere Zeit selbst verabreicht werden!

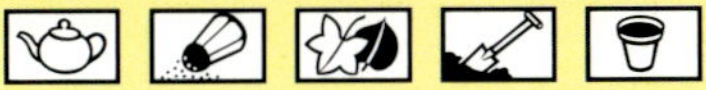

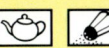

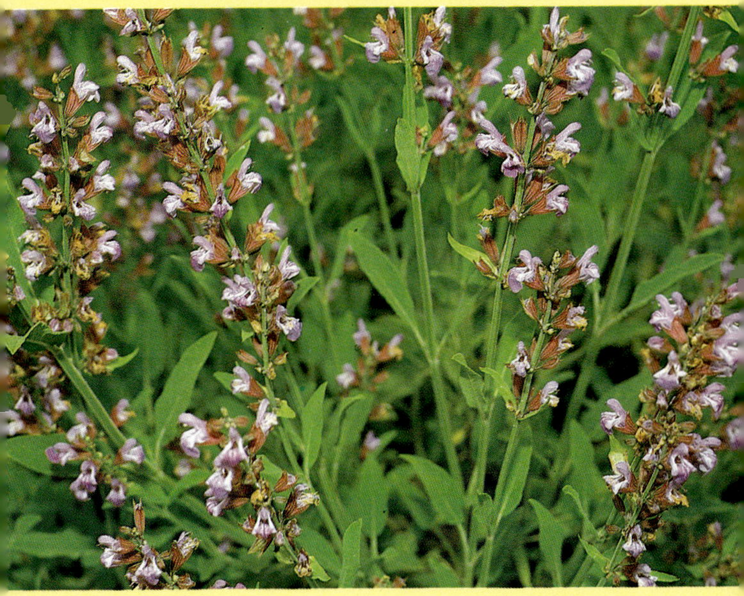

Salbei *Salvia officinalis*
Familie Lippenblütengewächse (Lamiaceae)
E Sage F Sauge I Salvia

Merkmale: Mehrjährige Pflanze (Halbstrauch) mit aufsteigenden, nur am Grunde verholzten Zweigen, deren grüne Teile im Winter regelmäßig zurückfrieren, daher meist nur 30–50 cm hoch. Blätter kreuzgegenständig, fein gekerbt bis gesägt, etwas runzelig, graufilzig. Blüten zu 2–4 in Scheinquirlen. Krone hellviolett, mit ca. 1 cm langer Röhre. *Blütezeit V–VIII.*

Vorkommen: Nur im Mittelmeergebiet heimisch, sonst eingebürgert oder angepflanzt.
Verwendete Teile: Blätter.
Inhaltsstoffe: Ätherisches Öl mit Thujon, Cineol, Campher und Borneol (in manchen Rassen fehlt das Thujon), ferner Gerb- und Bitterstoffe sowie Saponine.
Kultur: Kann im Garten und im Blumentopf gezogen werden.

Anwendung

Salbei unterdrückt die Schweißabsonderung und wirkt außerdem antiseptisch, zusammenziehend und krampflösend.
Ein Aufguß (1 Teelöffel schonend getrocknete Blätter/Tasse, etwa 10 min ziehen lassen) wird gegen Entzündungen im Mund-/Rachenraum oder im Magen-Darm-Trakt genommen.
Die hocharomatischen, sehr feinwürzigen Blätter des Salbei passen zu hellem Fleisch und Wurst.

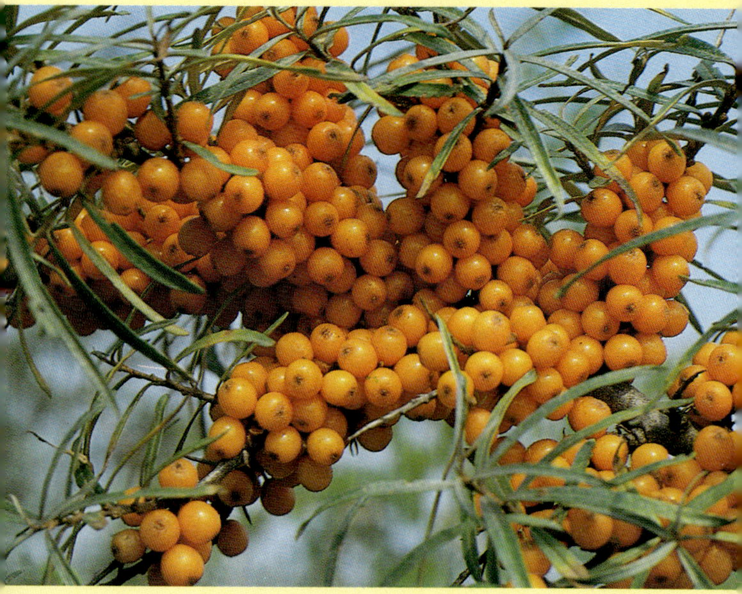

Sanddorn *Hippophae rhamnoides*
Familie Ölweidengewächse (Elaeagnaceae)
E Sea Buckthorn F Argousier I Olivello spinoso

Merkmale: Sommergrüner Strauch von etwa 4–6 m Höhe, selten auch kleiner Baum, mit sehr sparrigem, dornenbewehrtem Geäst. Blätter wechselständig, kurzgestielt, schmal-linealisch, am Rande häufig eingerollt, oberseits kahl, auf der Unterseite silbrig. Blüten unscheinbar bräunlich-gelb, eingeschlechtig. *Blütezeit IV.* Steinfruchtartige Scheinbeeren reifen ab IX–X.

Vorkommen: Als Wildpflanze sehr zerstreut in Schotterauen der Alpenflüsse und auf Tertiärdünen der Küstengebiete. Häufig angepflanzt. Formenreich.

Verwendete Teile: Früchte.

Inhaltsstoffe: Mehrere Flavonoide und Vitamine (vor allem C).

Kultur: Stets mehrere Pflanzen anbauen, damit Gewähr geleistet wird, daß man auch männliche und weibliche hat!

Anwendung
Die kräftig orangeroten Scheinfrüchte (Beeren) des Sanddorns sind ein wertvolles Wildobst. Am besten werden die Früchte bei der Ernte mit einer Schere abgeschnitten, da sie sonst zerquetscht werden. Aus den Früchten kann man ein wohlschmeckendes Kompott zubereiten, aber auch Fruchtsaft oder Fruchtwein bzw. verschiedene Milchmixgetränke.

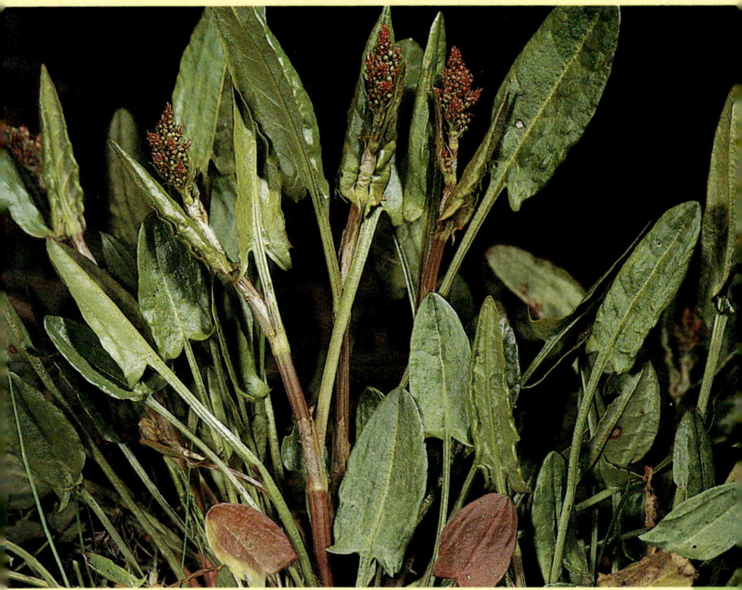

Sauerampfer *Rumex acetosa*
Familie Knöterichgewächse (Polygonaceae)
E Common Sorrel F Oseille sauvage I Acetosa

Merkmale: Mehrjährige Pflanze mit verzweigtem Wurzelstock und aufrechtem, wenig ästigem Stengel, dieser gestreift, oft leicht rötlich, kahl, etwa 60–100 cm hoch. Blätter gestielt, ganzrandig, leicht gekerbt, runzelig, fühlen sich fleischig an. Am Grunde des Blattstiels großes, tütenförmiges Gebilde. Blüten klein, unscheinbar, zahlreich in einer rötlichgrünlichen Rispe, eingeschlechtig. *Blütezeit V–VII.*

Vorkommen: Verbreitet in fetten und mageren Wiesen, an Wegrändern, Böschungen und Säumen auf Lehmböden.

Verwendete Teile: In der Hauptsache werden die jungen Blätter und Sproßspitzen gesammelt.

Inhaltsstoffe: Oxalsäure, Flavonoidglykoside, Vitamine.

Kultur: Auf feuchtem, humosem Boden, auch im Halbschatten.

Anwendung

Der säuerliche Geschmack des Sauerampfers wird durch seinen recht hohen Gehalt an Oxalsäure hervorgerufen. In größeren Mengen oder über längere Zeit sollte man die Pflanze daher nicht verwenden, vor allem nicht bei Rheuma oder Nierenbeschwerden! Für die gelegentliche Verwendung in Saucen, Suppen oder als Wildgemüse sehr geeignet!

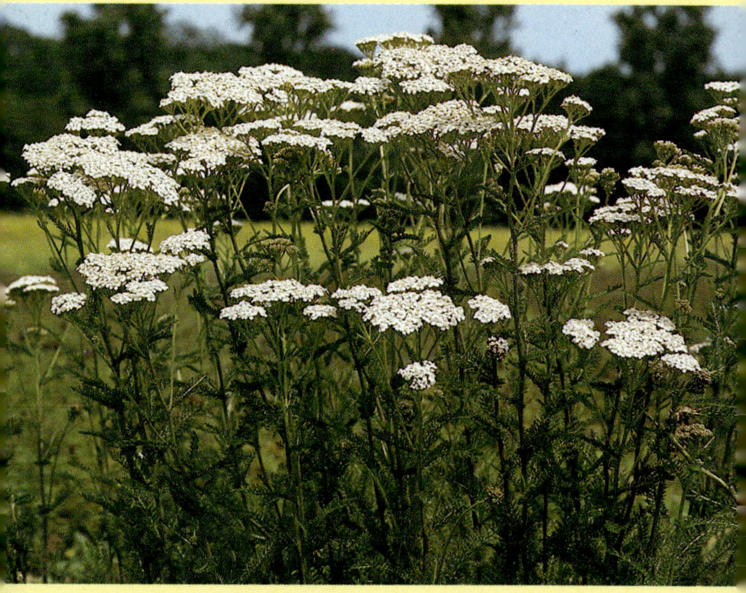

Schafgarbe *Achillea millefolium*
Familie Korbblütengewächse (Asteraceae)
E Yarrow F Millefeuille I Millefoglio

<u>Merkmale:</u> Mehrjährige Pflanze mit Ausläufern, vom Grunde an buschig verzweigt oder mit einfachem, aufrechtem Stengel, etwa 10–70 cm hoch. Blätter wechselständig, im Umriß länglich-elliptisch, 2–3fach fiederspaltig mit schmalen, fadenförmigen Zipfeln. Blütenköpfe um 5 mm breit, zahlreich in flachen Schirmrispen. Strahlenblüten weiß, Scheibenblüten gelblich. Pflanze riecht beim Zerreiben streng aromatisch. *Blütezeit VI–X.*

<u>Vorkommen:</u> Ziemlich häufig in Fettweiden, auf Ödland, an Wegrändern, Ufern und Böschungen.
<u>Verwendete Teile:</u> Blühendes Kraut und Blüten (getrocknet).
<u>Inhaltsstoffe:</u> Ätherisches Öl mit verschiedenen Terpenen, u. a. Pinen, Sabinen, Kampfer, Bornylacetat, Artemisiaketon und Cineol. Bitter schmeckendes Proazulen nur bei manchen Rassen. Ferner Flavonoide und Gerbstoffe.

Anwendung

Wegen der appetitanregenden, gallen- und blähungstreibenden Wirkung wird Schafgarbenkraut vor allem bei Beschwerden im Magen-Darm-Bereich verwendet.
<u>Aufguß</u> (2 Teelöffel Blütenköpfe oder Blätter/Tasse).
Die jungen Blätter kann man zu Kräuterquark oder Salat nehmen.

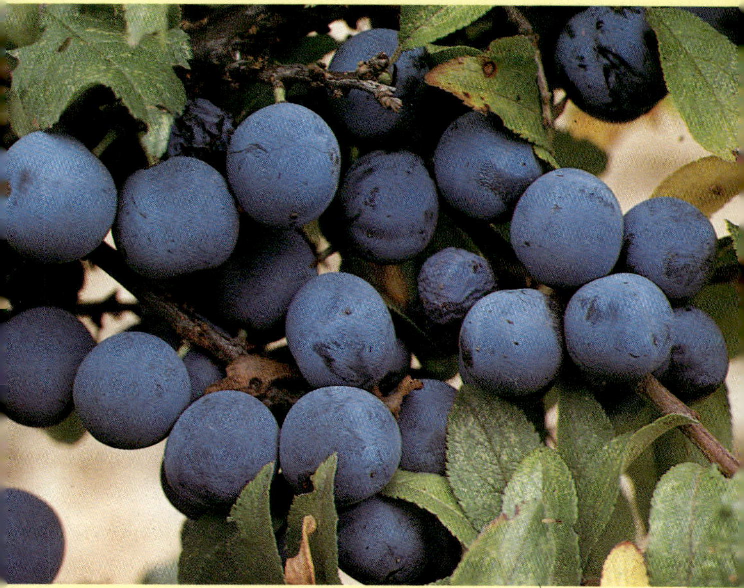

Schlehe, Schwarzdorn *Prunus spinosa*
Familie Rosengewächse (Rosaceae)
E Blackthorn F Prunellier, Epine noir I Prugnolo

Merkmale: Strauch oder kleiner Baum bis etwa 4 m Höhe, mit sehr dichtem, sparrigem, dornigem Geäst. Blätter wechselständig, kurzgestielt, verkehrt-eiförmig, fein gezähnt. Blüten einzeln an Kurztrieben, meist zahlreich längere Zeit vor dem Laubaustrieb, 5zählig, mit weißen Kronblättern. Steinfrüchte kugelig, etwa 1 cm Durchmesser, schwarz, aber bläulich bereift. *Blütezeit III–IV.*

Fruchtreife IX–XI.

Vorkommen: Ziemlich häufig in verfilzten Hecken und Gebüschen, besonders auf sonnigen und trockenen Standorten.

Verwendete Teile: Blüten und Früchte.

Inhaltsstoffe: Die Blüten enthalten verschiedene Flavonoidglykoside. In den Früchten größere Mengen an Gerbstoffen, Fruchtsäuren und Vitamin C.

Anwendung

Schlehenblüten wirken harntreibend und abführend. Sie werden daher gerne in Blutreinigungs- und Abführtees verwendet.
Aufguß: 1 Teelöffel/Tasse, wenige Minuten ziehen lassen.
Schlehenfrüchte schmecken vor dem ersten kräftigen Frost sehr sauer und zusammenziehend. Frost und Kälte machen sie erst genießbar. Für Kompott, Saft, Wein oder Schnaps.

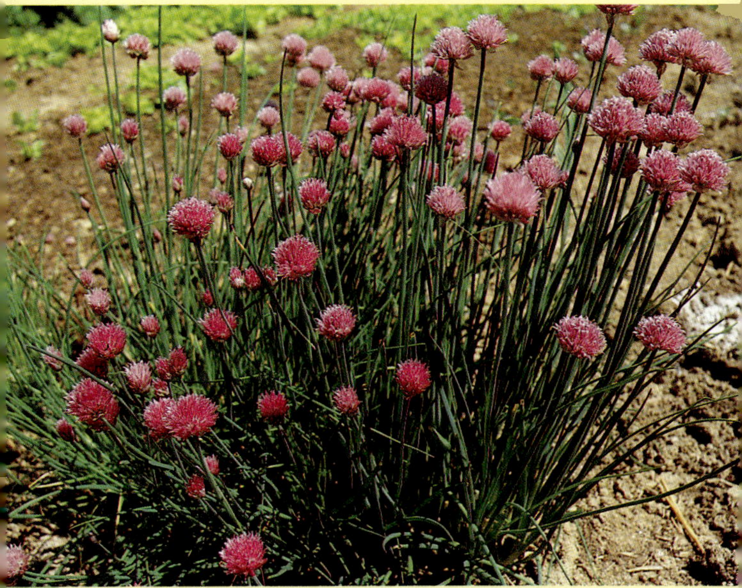

Schnittlauch *Allium schoenoprasum*
Familie Liliengewächse (Liliaceae)
E Chives F Ciboulette I Erba Cipollina

<u>Merkmale:</u> Mehrjährige Zwiebelpflanze mit zylindrischen, hohlen, etwa 20–25 cm langen Blättern. Blüten in kugeliger Dolde auf etwa 20–40 cm Blütenschaft, eingehüllt von 2 durchscheinenden Hüllblättern, rosa oder rötlichpurpurn. *Blütezeit V–VI.*

<u>Vorkommen:</u> Ursprünglich auf steinigen oder kiesigen Böden in Flußauen. Häufig als Gewürzpflanze in Gärten kultiviert.

<u>Verwendete Teile:</u> Frische oder getrocknete Blätter.

<u>Inhaltsstoffe:</u> Ätherisches Öl mit intensiv riechenden Lauchölglykosiden.

<u>Kultur:</u> Viele *Allium*-Arten können im Garten und auch im Blumentopf auf der Fensterbank kultiviert werden, Pflanzen immer etwas feucht halten.

Anwendung

Schnittlauch gehört neben der Petersilie zu den am häufigsten verwendeten Gewürzpflanzen. Das feine, knoblauchähnliche Aroma paßt hervorragend zu Käsemischungen und -zubereitungen, zu Eierspeisen, Saucen und Suppen.

Ähnlich wie Schnittlauch kann auch der nahe verwandte **Bären-Lauch** (*Allium ursinum*) verwendet werden. Seine Blätter sind flach, etwa 25 cm lang und spitz. Blüten weiß. Zerstreut in Laubwäldern.

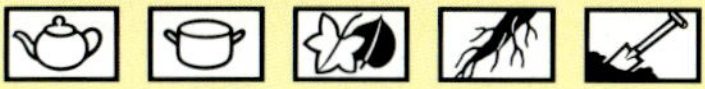

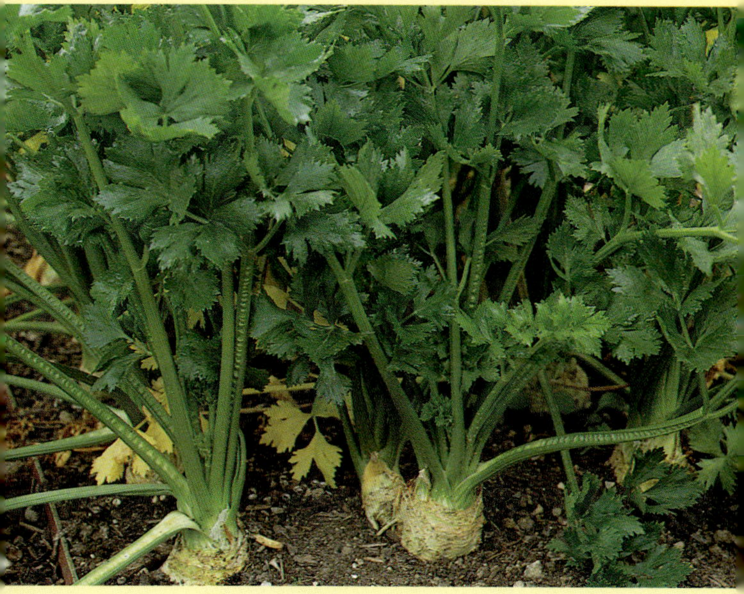

Sellerie *Apium graveolens*
Familie Doldenblütengewächse (Apiaceae)
E Celery F Céleri I Sedano

Merkmale: Zweijährige Pflanze mit aufrechten, recht kräftigen Stengeln, etwa 50–100 cm hoch. Alle Teile von sehr starkem, aromatischem Duft. Blätter einfach gefiedert. Fiedern von 3eckigem Umriß, gekerbt oder gezähnt, gestielt. Blüten sehr klein, zahlreich in zusammengesetzten Dolden, weißlich-grünlich.
Blütezeit VI–VIII.
Vorkommen: Wildpflanze ziemlich selten in nährstoffreichen, vernäßten Gräben und Hochstaudenfluren. Häufig als Gartenpflanze kultiviert und gelegentlich verwildert.
Verwendete Teile: Kraut und Wurzelknolle.
Inhaltsstoffe: Ätherisches Öl mit Selinen, Apiol, Carveol und anderen Komponenten.
Kultur: In verschiedenen Sorten für die Gartenkultur zu kaufen.

Anwendung

Sellerie wirkt leicht diuretisch, daher häufig bei rheumatischen Beschwerden, bei Nieren- und Blasenleiden verordnet, z. B. als Preßsaft. Wirkung als Aphrodisiakum umstritten.
Mit den Blättern würzt man Kartoffel- und Fleischgerichte, Suppen und Saucen. Die Knollen ergeben ein schmackhaftes Gemüse oder einen Rohkostsalat.

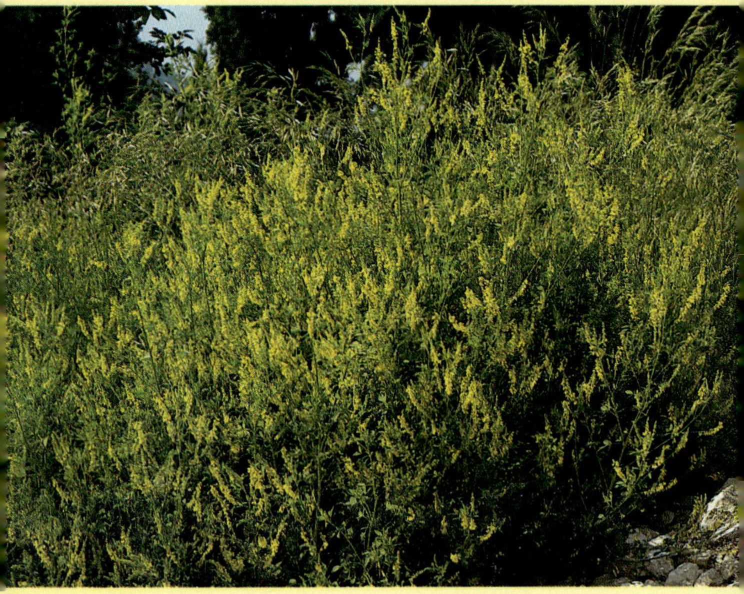

Steinklee *Melilotus officinalis*
Familie Schmetterlingsblütengewächse (Fabaceae)
E Ribbed Melilot F Mélilot des champs I Meliloto

Merkmale: Zweijährige Pflanze mit ästigem, aufrechtem oder aufsteigendem Stengel, etwa 50–100 cm hoch. Blätter wechselständig, 3zählig gefiedert, Fiedern unregelmäßig gezähnt, elliptisch. Seitennerven enden in den Zähnen. Blüten hellgelb, zahlreich in etwa fingerlangen Trauben. Schiffchen kürzer als die Flügel.
Blütezeit V–IX.
Vorkommen: Ziemlich verbreitet und häufig in Wildkrautfluren auf trockenen, sonnigen Ruderalstellen, Wegrändern, Ödland.

Verwendete Teile: Blühendes Kraut, muß schonend getrocknet werden, damit sich die Farbe nicht verändert.

Inhaltsstoffe: In der frischen Pflanze ist Melilotosid enthalten, aus dem beim Trocknen Cumarin frei wird (Waldmeisteraroma).

Kultur: Dekorative Pflanze!

Anwendung

Steinkleezubereitungen (Aufguß: 2 Teelöffel/Tasse) wirken krampflösend, beruhigend und durchblutungsfördernd. In Fertigarzneien zur Vorbeugung gegen Thrombosen. Als Venentonikum sind auch die getrockneten Teile des verwandten **Hohen Steinklees** (*Melilotus altissimus*) gebräuchlich, einer mehr in Feuchtwiesen verbreiteten Art. Nicht überdosieren wegen Cumarin!

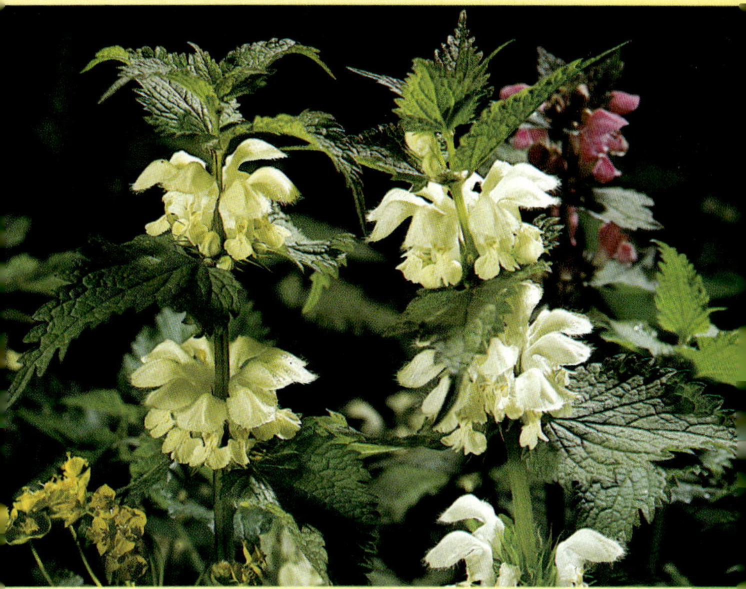

Taubnessel, Weiße Taubnessel *Lamium album*
Familie Lippenblütengewächse (Lamiaceae)
E White Dead-Nettle F Ortie blanche I Ortica bianca

Merkmale: Mehrjährige Pflanze mit aufrechten oder aufsteigenden, kantigen Stengeln, etwa 20–70 cm hoch. Blätter kreuzgegenständig, länglich-oval, beidseits locker behaart, gesägt. Blüten gelblich-weiß. Pflanze riecht beim Zerreiben leicht unangenehm. *Blütezeit IV–X.*

Vorkommen: Häufig und verbreitet in verschieden ruderal beeinflußten Staudengesellschaften auf nährstoffreichen Böden.
Verwendete Teile: Blüten, seltener auch blühendes Kraut.
Inhaltsstoffe: Verschiedene Flavonoide, Gerbstoffe, Schleim, biogene Amine.

Anwendung

Wegen ihres Schleimgehaltes werden die Taubnesselblüten vor allem bei Störungen der Verdauungsorgane verwendet. Die Gerbstoffe wirken günstig bei Magen- und Darmkatarrhen.
Ein Aufguß (2 Teelöffel/Tasse, 10 min ziehen lassen) außerdem äußerlich bei Hautverletzungen.
Junge Blätter und Triebe, bis etwa Mai gesammelt, lassen sich in Wildpflanzensalaten verwenden oder als schmackhaftes Wildgemüse zubereiten. In manchen Gegenden werden auch die Wurzeln als Wurzelgemüse verzehrt.

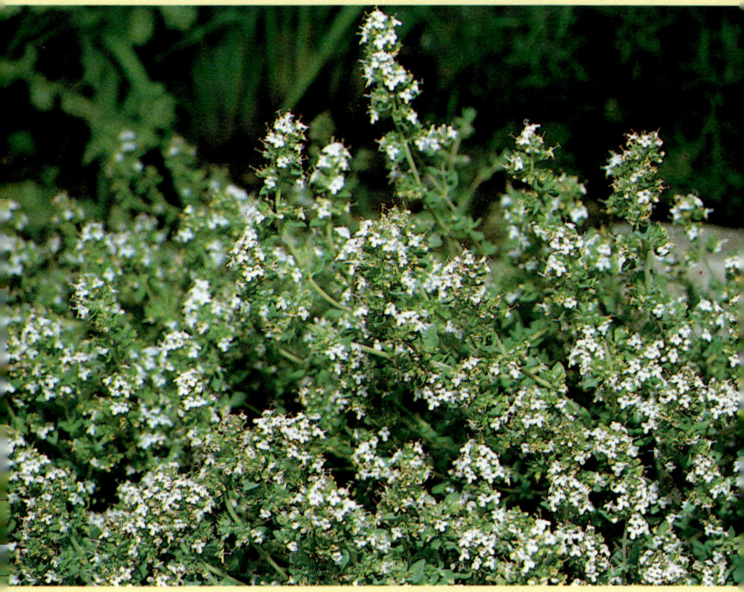

Thymian *Thymus vulgaris*
Familie Lippenblütengewächse (Lamiaceae)
E Thyme F Thym I Timo

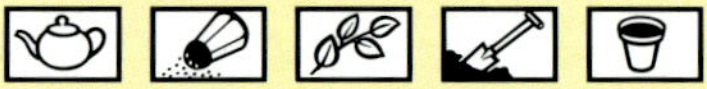

Merkmale: Reich verzweigter, intensiv duftender Zwergstrauch bis etwa 30 cm Höhe, mit kräftiger, reich verzweigter Pfahlwurzel. Stengel und Äste aufrecht oder aufsteigend, vierkantig, kurz behaart. Blätter gegenständig, fast sitzend, am Rande leicht eingerollt, kurzfilzig. Blütenstand ährig, besteht aus etagenweise angeordneten Scheinquirlen. Blütenkronen rosa bis lila.
Blütezeit VI–VII (IX).

Vorkommen: Der Echte Thymian ist in den immergrünen Gebüschen rings um das Mittelmeergebiet zu Hause.
Verwendete Teile: Blühendes Kraut.
Inhaltsstoffe: Ätherisches Öl mit Thymol, Carvacrol, Cymol, Borneol, Bornylacetat und Cineol. Gerb- und Bitterstoffe, Saponin.
Kultur: Thymian benötigt im Garten einen sonnigen, heißen Platz. Kultur im Topf ist möglich.

Anwendung

Thymian wirkt auswurffördernd, krampf- und schleimlösend sowie desinfizierend. Thymianöl ist zudem in vielen Gurgel- und Rasierwässern enthalten.
Frisch oder getrocknet sind die Blätter des Thymians ein vielseitiges, sehr fein aromatisches Gewürz.

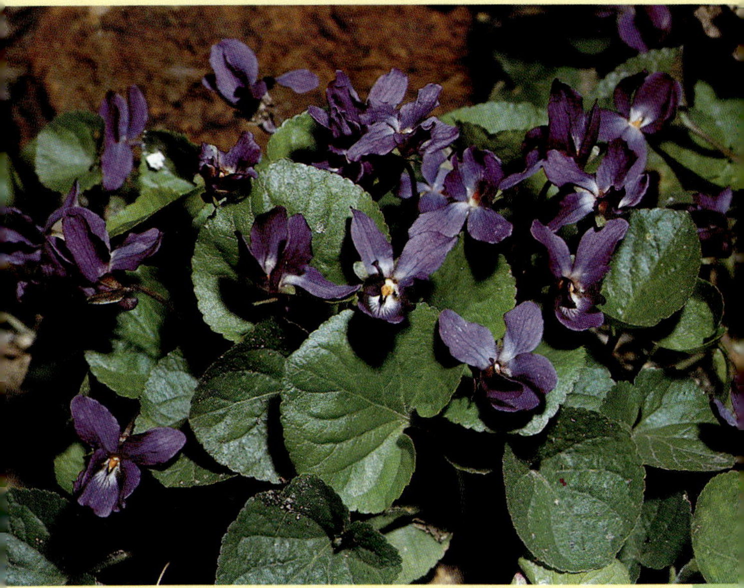

Wohlriechendes Veilchen *Viola odorata*
Familie Veilchengewächse (Violaceae)
E Sweet Violet F Violette odorante I Viola mammola

Merkmale: Mehrjährige Pflanze mit kräftigem Wurzelstock und langen Ausläufern, etwa 5–10 cm hoch. Alle Blätter grundständig, langgestielt, fein behaart, rundlich-herzförmig, ganzrandig oder leicht gekerbt. Blüten dunkelviolett, angenehm duftend, mit dunklem, geradem Sporn. *Blütezeit III–IV.*

<u>Vorkommen:</u> Ursprünglich wohl nur im Mittelmeerraum und im atlantischen Europa. Heute durch Verwildern aus Gärten überall weit verbreitet.

<u>Verwendete Teile:</u> Wurzelstock, Blüten.

<u>Inhaltsstoffe:</u> Die Wurzel enthält Saponine, Bitterstoff, Methylsalicylatin in glykosidischer Bindung, Alkaloid Ordoratin; die Blüten ein ätherisches Öl.

Anwendung

Der Saponingehalt ist für die schleimlösende und auswurffördernde Wirkung bei Bronchialkatarrhen verantwortlich.
Ein <u>Aufguß</u> von 1 Teelöffel Wurzelstock/Tasse (ersatzweise auch 1 Eßlöffel Blüten oder Blätter) wird zum Gurgeln, bei Heiserkeit oder Husten empfohlen.
Veilchenblüten werden mitunter zum Aromatisieren und Dekorieren von Süßspeisen verwendet.

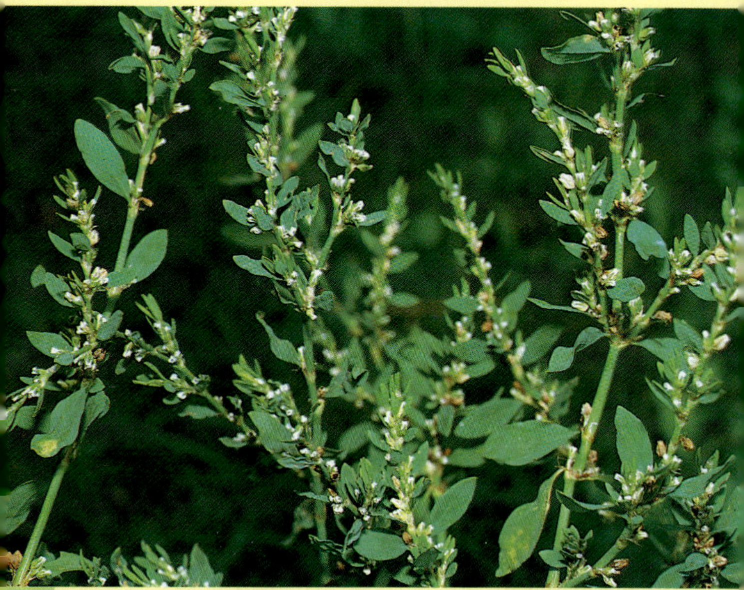

Vogelknöterich *Polygonum aviculare*
Familie Knöterichgewächse (Polygonaceae)
E Knotgrass F Renouée des oiseaux I Centinodia

Merkmale: Einjährige Pflanze mit niederliegenden, verzweigten, bis etwa 50 cm langen Stengeln. Blätter wechselständig, sehr kurz gestielt, länglich-elliptisch, an den Haupttrieben bis 5 cm lang, an den Seitenzweigen meist wesentlich kürzer. Blüten zu 1–3 in den Blattachseln, um 3 mm lang, rötlich oder grünlich. *Blütezeit V–X.*

Vorkommen: Überall verbreitet und zum Teil sehr häufig in verschiedenen Wildkrautfluren, in Pflasterfugen, in Gärten und an Wegen.

Verwendete Teile: Blühendes Kraut, frisch und getrocknet.

Inhaltsstoffe: Phenylcarbonsäuren, Gerbstoffe, Schleim, lösliche Kieselsäure.

Anwendung

Vogelknöterich wirkt leicht diuretisch, etwas zusammenziehend und gefäßverengend. Außerdem sollen durch das Kraut und seine Zubereitungen auch die Kapillaren des Blutgefäßsystems abgedichtet werden. Man verwendet die Pflanze daher unter anderem auch bei inneren Blutungen und zur Wundbehandlung (auch äußerlich), meist als Aufguß (1–2 Teelöffel/Tasse, 10 min ziehen lassen) oder als Kaltauszug (gleiche Menge einige Stunden in kaltes Wasser, danach kurz aufkochen). Häufig Bestandteil von Fertigarzneien.

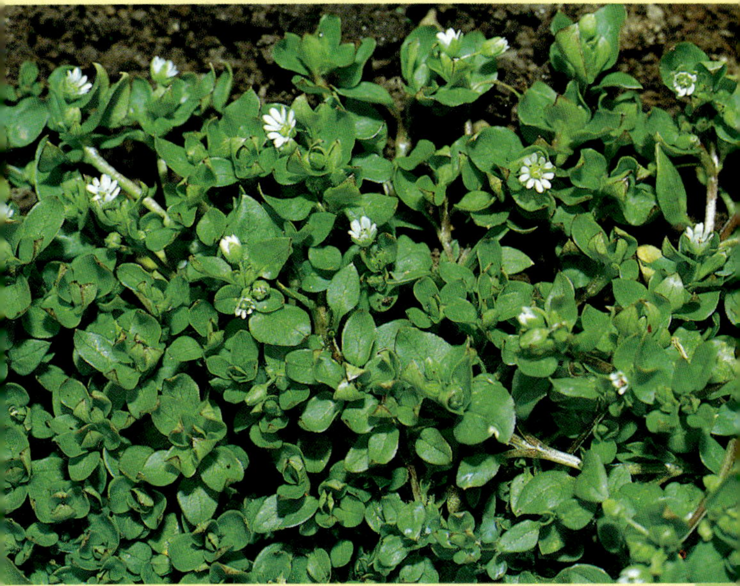

Vogelmiere *Stellaria media*
Familie Nelkengewächse (Caryophyllaceae)
E Common Chickweed F Morgeline, Mouron des oiseaux I Stellaria

Merkmale: Einjährige Pflanze mit dünnen, niederliegenden oder aufsteigenden Stengeln, ziemlich ästig, 5–50 cm lang, mit einzelner, deutlich entwickelter Haarleiste, an den Knoten wurzelnd, oft in dichten Rasen. Blätter gegenständig, elliptisch, meist kahl, die unteren gestielt, die oberen sitzend. Blüten sehr klein, weiß, um 5 mm breit, einzeln auf langen Stielen. Kronblätter tief gespalten. Sehr formenreich. *Blütezeit I–XII.*

Vorkommen: Sehr häufig in Gärten, auf Äckern und an Wegrändern, meist an ruderal beeinflußten Standorten. Nährstoffzeiger.

Verwendete Teile: Frisches oder getrocknetes Kraut. Kann ganzjährig gesammelt werden.

Inhaltsstoffe: Saponine, Mineralstoffe.

Anwendung

Vogel-Sternmiere oder Vogelmiere wird als Aufguß (1 Teelöffel Kraut/Tasse) gegen Arthritis, Rheuma, Gliederschmerzen und ähnliche Beschwerden verwendet.
Aufgrund seines ausgesprochen milden Geschmacks kann man das Kraut auch in Wildpflanzensalaten oder als Wildgemüse zubereiten. Ab dem zeitigen Frühjahr stehen gewöhnlich genügende Mengen zur Verfügung. Ältere Teile schmecken etwas bitter.

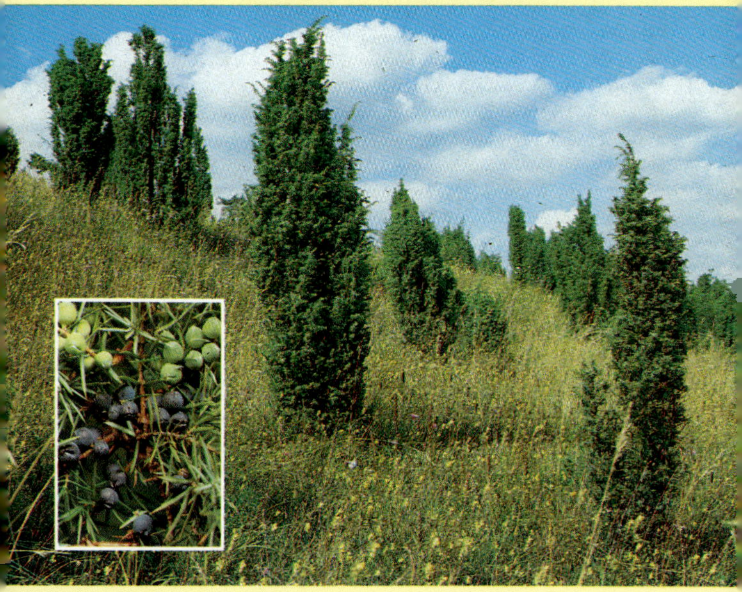

Wacholder *Juniperus communis*
Familie Zypressengewächse (Cupressaceae)
E Juniper F Genévrier I Ginepro

Merkmale: Immergrünes Nadelgehölz, meist als Strauch, selten über 3–4 m hoch. Nadelblätter in Wirteln zu je 3, scharf zugespitzt und stechend, schmallinealisch, oberseits mit feinem, weißlichem Längsstrich, unterseits etwas gekielt. Blüten eingeschlechtig, getrennt auf verschiedenen Individuen. Die Schuppen der weiblichen Blütenstände werden zur Reifezeit fleischig und bilden dann Beerenzapfen. Die blauschwarzen, kugeligen Beerenzapfen benötigen zur Reife 2 Jahre. *Blütezeit IV–V.* Reife IX–X.

Vorkommen: Verbreitet in Heiden, an Waldsäumen oder auf Magerrasen. Verbißfester Weideanzeiger.

Verwendete Teile: Reife Beerenzapfen, frisch oder getrocknet.

Inhaltsstoffe: Gerbstoffe, Zucker, Flavonoide sowie ätherisches Öl mit Terpineol, Pinen, Cadinen und Camphen.

Anwendung

Die Beerenzapfen des Wacholders sind wegen ihres Gehaltes an ätherischem Öl ein stark harntreibendes Mittel. Sie werden vor allem bei rheumatischen Beschwerden und chronischer Nierenbeckenentzündung verordnet. Nicht ohne ärztliche Kontrolle nehmen! Sie dienen außerdem als Aromalieferant in der Küche.

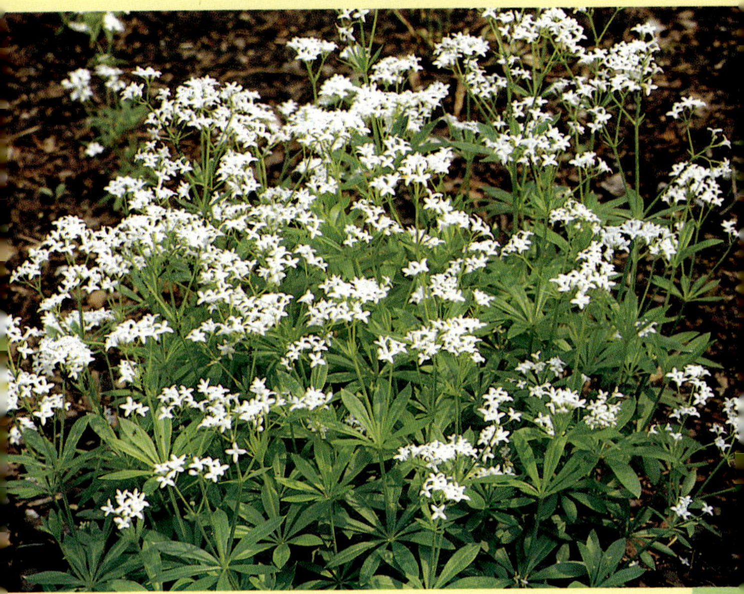

Waldmeister *Galium odoratum*
Familie Labkrautgewächse (Rubiaceae)
E Woodruff F Reine des bois I Stellina odorosa

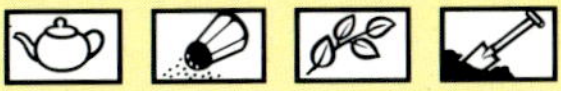

Merkmale: Mehrjährige Pflanze mit kriechendem, sehr dünnem Wurzelstock und aufrechten, kantigen Stengeln bis 20 cm Höhe. Blätter lanzettlich, dunkelgrün oder hellgrün, spitz, gekielt, zu 6–8 in Wirteln. Blüten weiß, zu mehreren in einer dichten Trugdolde. Das typische Waldmeisteraroma entwickelt sich erst beim Welken. *Blütezeit V.*

Vorkommen: Gewöhnlich auf nährstoffreichen, etwas frischen Böden in krautreichen Laub- und Laubmischwäldern.

Verwendete Teile: Kraut.

Inhaltsstoffe: Gerbstoff, Bitterstoff sowie eine glykosidische Verbindung, aus der beim Welken Cumarin freigesetzt wird.

Anwendung

Die spezifischen Wirkstoffe des Waldmeisters sind entzündungswidrig, beruhigend, krampflösend und gefäßerweiternd. Daher in einigen Fertigpräparaten gegen Venenerkrankungen und Durchblutungsstörungen verwendet. Wegen möglicher Nebenwirkungen wird die Pflanze medizinisch nicht mehr allzu häufig empfohlen! Das getrocknete Kraut dient jedoch immer noch zum Aromatisieren beispielsweise von Maibowle oder verschiedenen Süßspeisen. Allzu reichliche Verwendung kann zu Cumarinvergiftung führen.

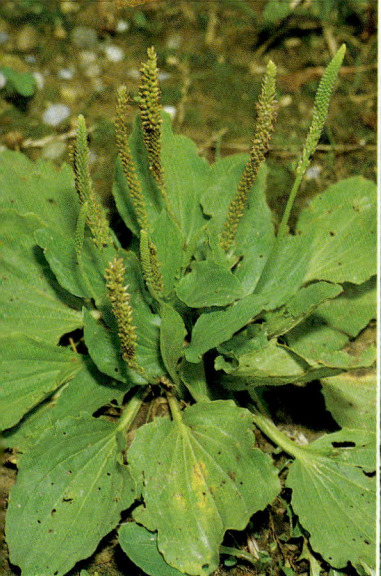 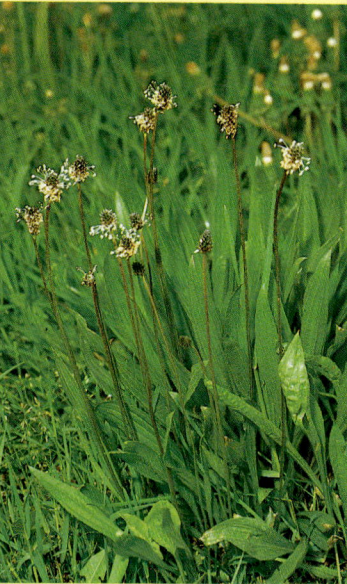

Wegerich *Plantago lanceolata*
Familie Wegerichgewächse (Plantaginaceae)
E Ribwort Plantain F Plantain lancéolé I Piantaggine

<u>Merkmale:</u> Mehrjährige Pflanze mit sehr kräftiger, faseriger Wurzel und grundständiger Blattrosette. Blätter meist aufrecht, lanzettlich, mit 3–7 deutlich vortretenden, parallelen Blattnerven, kahl oder wenig behaart, ganzrandig. Blüten klein und unauffällig, in vielblütigen, kurzen, walzenförmigen Ähren auf Blütenschäften bis etwa 40 cm Höhe. *Blütezeit V–IX.*

<u>Vorkommen:</u> Häufig in Fettwiesen und -weiden, an Wegrändern, Böschungen und Säumen, meist auf nährstoffreichem Boden.

<u>Verwendete Teile:</u> Blätter.

<u>Inhaltsstoffe:</u> Glykosid Aucubin, Gerbstoffe, Kieselsäure, Vitamine, Schleim.

Anwendung

Das Glykosid Aucubin, der wichtigste Wegerich-Inhaltsstoff, besitzt antibakterielle Eigenschaften.

Wegerich-Zubereitungen (<u>Aufguß:</u> 2 Teelöffel Blätter, 10 min ziehen lassen) werden gegen Erkältungskrankheiten, bei Infektionen der Harnwege und bei Magen-Darm-Erkrankungen verordnet. Äußerlich dienen die Wegerichblätter der Wundheilung. Ähnlich wird auch der **Breitblättrige Wegerich** *(Plantago major)* eingesetzt. Die sehr jungen Blätter können als Wildgemüse zubereitet werden.

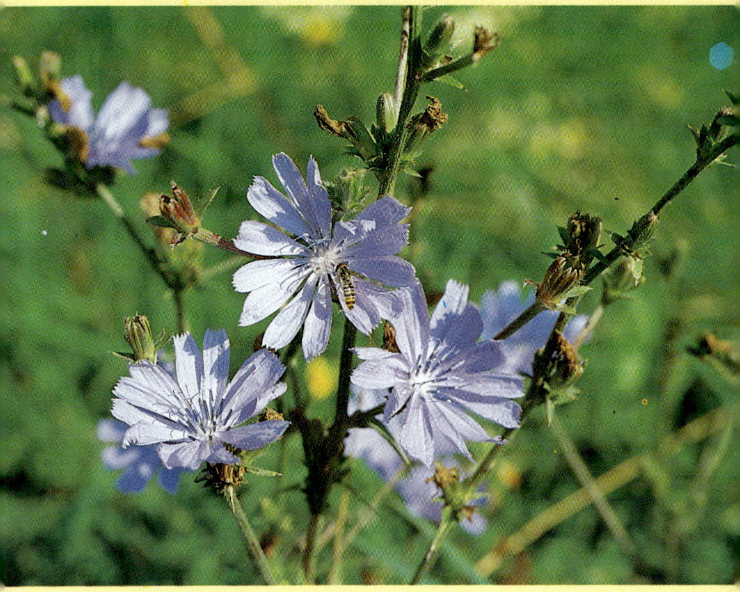

Wegwarte *Cichorium intybus*
Familie Korbblütengewächse (Asteraceae)
E Chicory F Chicorée sauvage I Cicoria

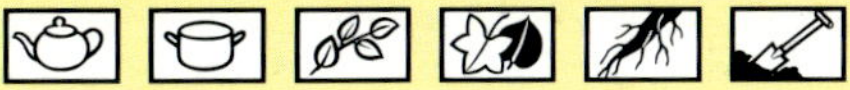

<u>Merkmale:</u> Mehrjährige Pflanze mit schlanker, rübenähnlicher Wurzel und starrem, kantigem, ästigem Stengel, etwa 80–150 cm hoch. Alle Teile der Pflanze führen einen weißen Milchsaft. Stengel und Blätter sind kahl oder borstig behaart. Blätter wechselständig, lanzettlich im Umriß, grob gezähnt bis fiederschnittig. Blütenköpfe endständig, etwa 20–40 mm breit, hellblau-weißlich.

Blütezeit VII–IX.

<u>Vorkommen:</u> Weit verbreitet und häufig an trockenen Standorten, an Wegrändern, auf Plätzen, in aufgelassenen Steinbrüchen oder Ödland.

<u>Verwendete Teile:</u> Blühendes, getrocknetes Kraut oder Wurzel (im Herbst gegraben und getrocknet).

<u>Inhaltsstoffe:</u> Bitterstoffe (Intybin, Lactucin), Cholin und Inulin.

Anwendung

Galletreibendes und verdauungsförderndes Mittel.
<u>Zubereitung:</u> Aufguß von 1 Eßlöffel Wurzel oder Kraut, 10 min ziehen lassen (auch als Abkochung).
Die sehr jungen, bis etwa Juni gesammelten Blätter ergeben einen recht schmackhaften Salat. Auch die Wurzeln können verzehrt werden.

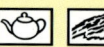

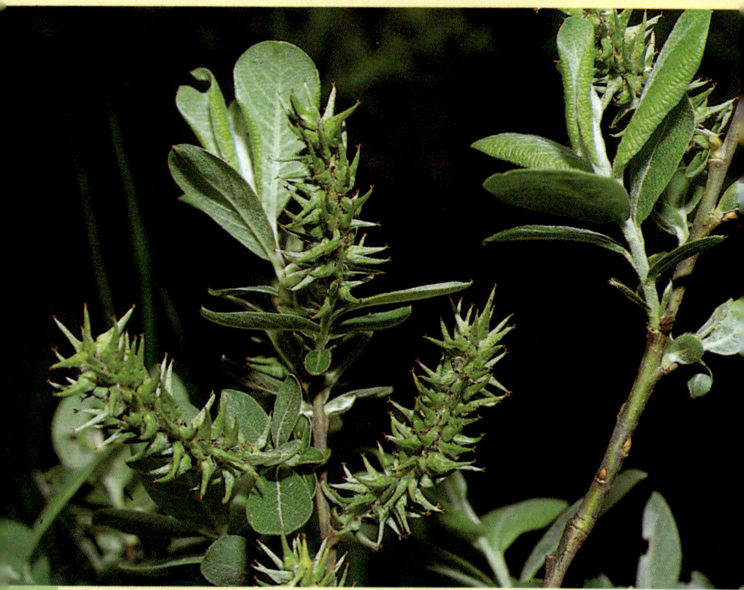

Weide, Sal-Weide *Salix caprea*
Familie Weidengewächse (Salicaceae)
E Goat Willow F Saule marsault I Salice

<u>Merkmale:</u> Sommergrüner, großer Strauch oder kleiner Baum, um 3–5 m hoch, selten noch höher. Junge Triebe weißlich behaart. Ältere Teile rötlichbraun bis schwärzlich. Blätter breit elliptisch, ganzrandig, etwas runzlig, stumpf oder mit kurzer Spitze, gestielt. Männliche und weibliche Kätzchen auf verschiedenen Individuen. *Blütezeit III–IV.*
<u>Vorkommen:</u> Ziemlich häufig auf gut durchfeuchteten Böden, in Auengehölzen, an Waldrändern oder auf Ödland. Pioniergehölz.
<u>Verwendete Teile:</u> Rinde.
<u>Inhaltsstoffe:</u> Die Rinde der Weiden enthalten neben Gerbstoffen vor allem Phenolglykoside, darunter Salicin, das im Verdauungstrakt in Zucker und Saligenin gespalten wird. Saligenin wird anschließend zu Salicylsäure oxidiert.

Anwendung

Salicylsäure aus Weidenrinde war lange Zeit ein wichtiges fiebersenkendes, entzündungswidriges und schmerzstillendes Mittel. Eine <u>Abkochung</u> (1–2 Teelöffel Rinde/Tasse, 1 min kochen, 15 min ziehen lassen) gegen Neuralgien, Fieber und Erkältungen. Ähnlich werden auch verwandte Arten genutzt. Den höchsten Wirkstoffgehalt hat die **Purpur-Weide** (*Salix purpurea*).

Weidenröschen *Epilobium angustifolium*
Familie Nachtkerzengewächse (Onagraceae)
E Rosebay Willowherb F Laurier de Saint-Antoine I Epilobio

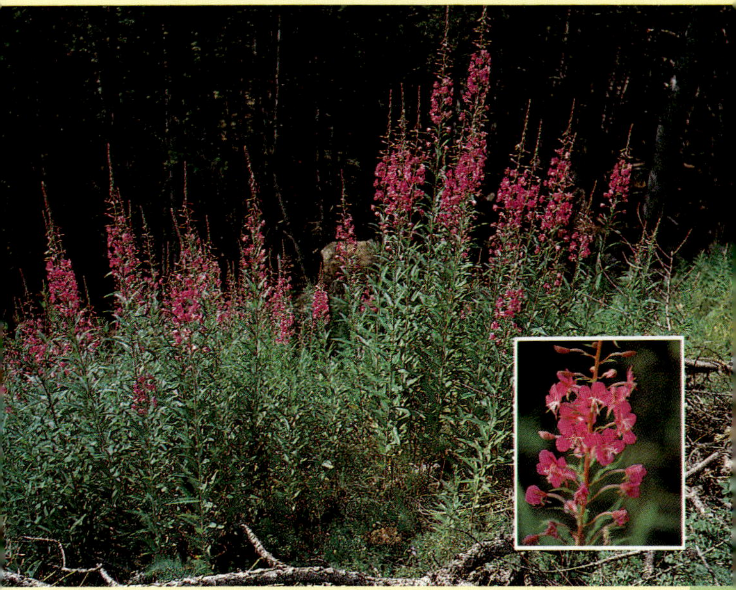

Merkmale: Mehrjährige Pflanze mit aufrechten, unverzweigten, drehrunden Stengeln, etwa 80–150 cm hoch. Blätter wechselständig, sehr dicht gestellt, lanzettlich, kurzgestielt, ganzrandig, unterseits bläulich-grün, oberseits dunkler. Blüten in reichen Trauben, um 3 cm breit, purpurrot, 4zählig. Kapselfrucht mit zahlreichen Flugsamen. *Blütezeit VI–IX.*
Vorkommen: Häufig an Wegrändern, Böschungen, auf Waldlichtungen und Schlägen.
Verwendete Teile: Junge Triebe und Blätter.
Inhaltsstoffe: Gerbstoffe, Pektin. In den Blüten wurden giftige phenolische Bestandteile gefunden.
Kultur: Weidenröschen sind sehr dekorative Pflanzen. Man kann sie durch Aussaat leicht im Garten ansiedeln. Besonders als Hintergrundbepflanzung geeignet.

Anwendung

Die jungen Triebe und Blätter des Weidenröschens ergeben ein recht wohlschmeckendes Wildgemüse, das man wie Kohl zubereitet. Die Blätter können auch als Wildsalat verwendet werden. Die vor der Blüte gesammelten Sproßstücke werden ähnlich wie Spargel zubereitet. Getrocknete Blätter kann man verschiedenen Kräutertees zusetzen, um den Geschmack abzurunden.

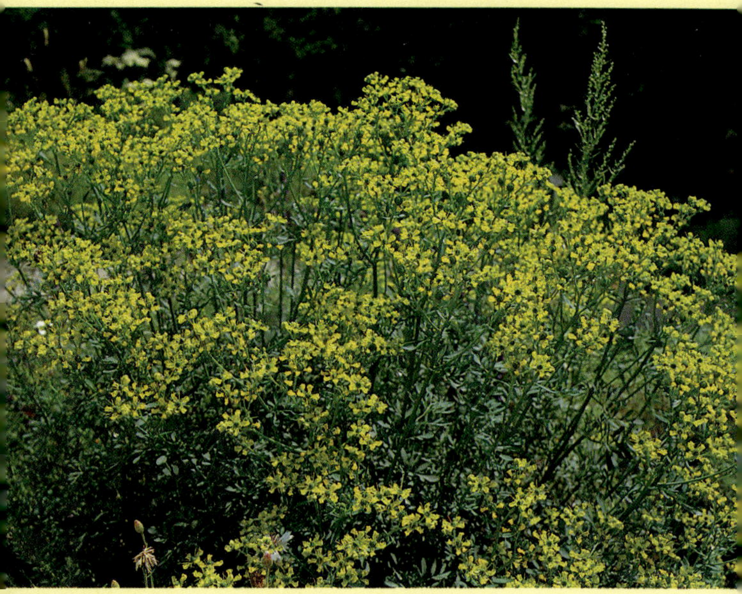

Weinraute *Ruta graveolens*
Familie Rautengewächse (Rutaceae)
E Rue F Rue I Ruta

Merkmale: Mehrjährige Pflanze mit aufrechtem, meist stärker verzweigtem, kahlem Stengel, um 50 cm hoch. Alle Teile der Pflanze riechen beim Zerreiben stark aromatisch. Blätter wechselständig, 2–3fach gefiedert, gestielt bis sitzend, drüsig punktiert, bläulichgrün. Blüten gelb, überwiegend 4zählig (nur endständige 5zählig), in reichblütigen Rispen.
Blütezeit VI–X.
Vorkommen: Nur im Mittelmeergebiet heimisch. Im übrigen Europa schon seit Jahrhunderten angepflanzt.
Verwendete Teile: Blätter oder Kraut vor und während der Blüte.
Inhaltsstoffe: Ätherisches Öl mit Pinen, Limonen, Cineol, ferner Rutin, Alkaloide und Cumarinabkömmlinge.
Kultur: Weinraute ist eine recht schmucke Pflanze, die sich im Kräuter- oder Ziergarten leicht kultivieren läßt.

Anwendung

Weinraute wirkt auf das Blutgefäßsystem ein und wird daher (als <u>Aufguß:</u> 1–2 Teelöffel Kraut/Tasse, ca. 10 min ziehen lassen) gegen Arteriosklerose, Nasenbluten, Venenentzündungen sowie gegen Menstruationsstörungen verwendet. Höhere Dosierungen und Dauergebrauch können gefährlich werden!

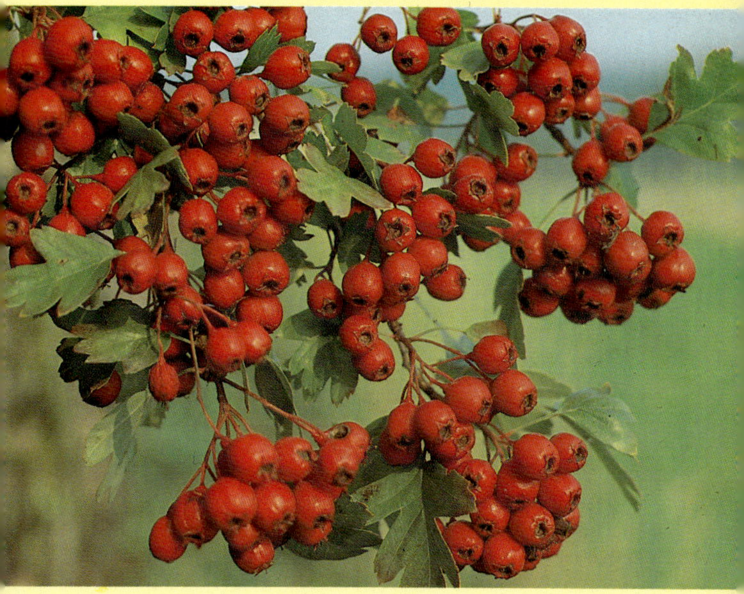

Weißdorn *Crataegus monogyna*
Familie Rosengewächse (Rosaceae)
E Hawthorn F Aubépine, Epine blanche I Biancospino

<u>Merkmale:</u> Ein sommergrüner Strauch oder kleiner Baum, 2–5, mitunter auch bis etwa 10 m hoch. Zweige gewöhnlich mit verdorrten Kurztrieben, diese etwa 5–15 cm lang. Blätter gebüschelt an Kurztrieben, im Umriß 3eckig, ganzrandig oder an der Spitze leicht gezähnt. Blüte weißlich, auf behaartem Blütenstiel, mit nur einem Griffel. Frucht kugelig, scharlachrot, mit 1 Steinkern. Beim nahe verwandten **Zweigriff-** ligen **Weißdorn** (*Crataegus laevigata*) sind die Blätter im Umriß oval und die Blüten tragen 2 Griffel. *Blütezeit V–VI.* Fruchtreife VIII–X.

<u>Vorkommen:</u> Verbreitet in Feldgehölzen, lichten Hecken und an Waldrändern.

<u>Verwendete Teile:</u> Früchte, Blüten.

<u>Inhaltsstoffe:</u> Crataegolsäure, verschiedene Flavonoide wie Rutin, Hyperosid, Vitexin.

Anwendung

Weißdorn-Zubereitungen wirken stabilisierend auf das Alters- und Belastungsherz, erweitern die Kranzgefäße und kräftigen den Herzmuskel. Gleichzeitig wirken sie blutdrucksenkend.

<u>Aufguß:</u> 2 Teelöffel getrocknete Blüten oder Blätter/Tasse, 10 min ziehen lassen, bei Rhythmusstörungen als Herztonikum.

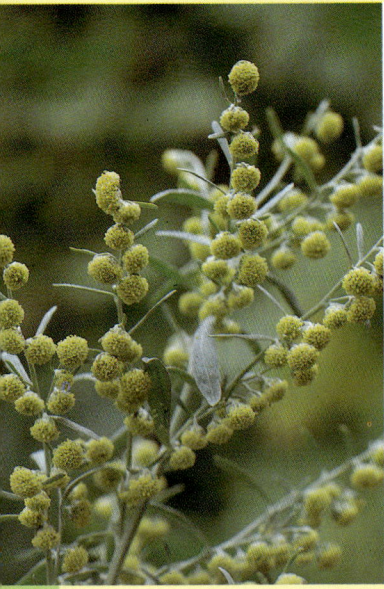
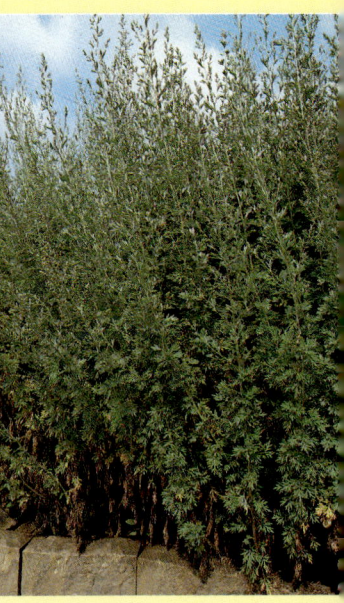

Wermut *Artemisia absinthium*
Familie Korbblütengewächse (Asteraceae)
E Wormwood F Absinthe I Assenzio

Merkmale: Mehrjährige Pflanze mit aufrechtem, reich verzweigtem Stengel, an der Basis verholzt, bis 120 cm hoch. Alle Teile der Pflanze durch anliegende, seidige Haare silbergrau. Blätter wechselständig, 3fach fiederteilig mit schmalen Blattzipfeln. Blütenköpfe halbkugelig, nickend, gelb, zahlreich in rispigen Blütenständen. Pflanze duftet stark aromatisch. *Blütezeit: VII–IX.*

Vorkommen: Ursprünglich nur in Südeuropa und in Zentralasien. Früher vielfach kultiviert und in den Wärmegebieten verwildert.
Verwendete Teile: Blühendes Kraut.
Inhaltsstoffe: Ätherisches Öl mit Thujon und Thujol, Phellandren und Artabsin (Proazulen), außerdem Bitterstoff Absinthin.
Kultur: Für den Kräutergarten sehr zu empfehlen.

Anwendung

Wermut ist eine bewährte Bitterstoffdroge, die bei Appetitlosigkeit oder Verdauungsstörungen (Blähungen, mangelnde Gallensekretion) angewendet wird. Zur Magenstärkung wird ein Aufguß (1 Teelöffel Kraut/Tasse, kurz überbrühen, 3–5 min ziehen lassen) empfohlen. Wegen des Gehalts an Thujon soll nicht überdosiert werden! In geringen Mengen auch ein aromatisches Bittergewürz.

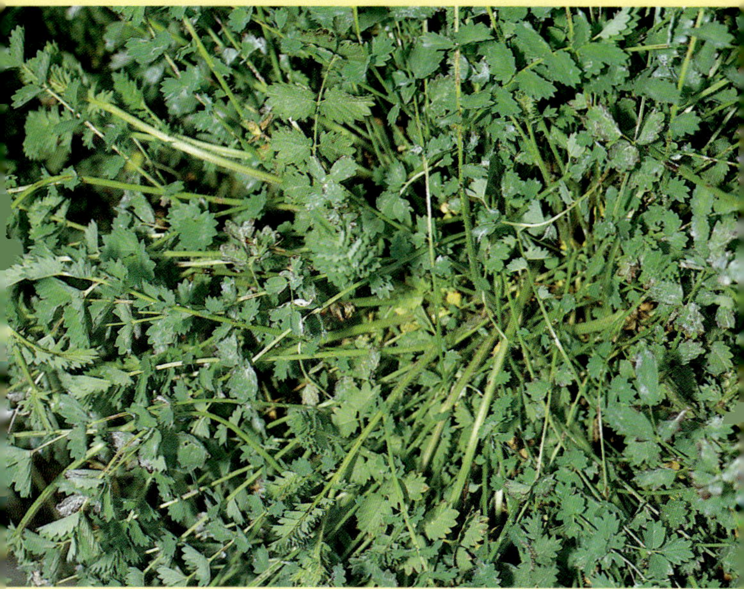

Wiesenknopf *Sanguisorba minor*
Familie Rosengewächse (Rosaceae)
E Salad Burnet F Pimprenelle I Pimpinella

Merkmale: Mehrjährige Pflanze mit kräftigem, verholztem Wurzelstock und aufrechten oder aufsteigenden, verzweigten Stengeln, kantig oder rundlich-gefurcht, etwa 50–80 cm hoch. Blätter unpaarig gefiedert. Fiedern rundlich, gestielt, gezähnt, meist kahl. Blüten in endständigen, kugeligen bis länglichen Köpfchen, grünlichrot. *Blütezeit V–VIII.*

Vorkommen: Verbreitet bis zerstreut an meist sonnigen Standorten, in Halbtrockenrasen und Felsfluren, an Dämmen und Wegrändern.

Verwendete Teile: Blätter vor und während der Blüte, seltener auch die Wurzeln.

Inhaltsstoffe: Glykoside, Gerbstoffe, Flavonoide.

Kultur: Aussaat im Frühjahr oder Jungpflanzen aus Staudengärtnereien.

Anwendung

Im frischen Zustand duften die Blätter des Wiesenknopfes aromatisch-würzig. Ihr Aroma erinnert ein wenig an Gurken. Wiesenknopf paßt sehr gut zu Salaten, Pilzgerichten oder Hülsenfrüchten und für die Zubereitung eines Kräuteressigs.

In manchen Gegenden wird die Pflanze auch Bibernell genannt, so daß Verwechslungen mit *Pimpinella saxifraga* möglich sind.

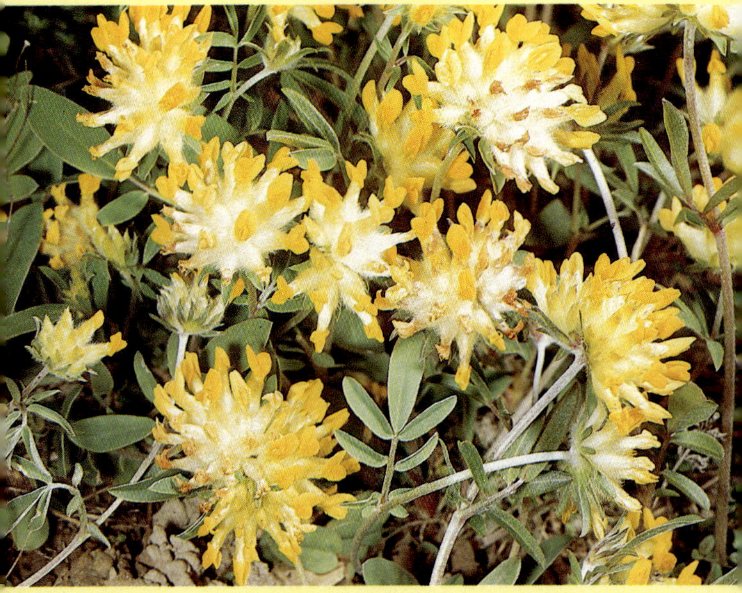

Wundklee *Anthyllis vulneraria*
Familie Schmetterlingsblütengewächse (Fabaceae)
E Kidney Vetch F Anthyllide vulnéraire I Vulneraria

<u>Merkmale:</u> Mehrjährige Pflanze mit aufsteigendem, wenig verzweigtem, flaumig behaartem Stengel, etwa 15–30 cm hoch. Grundblätter einfach, zur Blütezeit meist schon verwelkt. Stengelblätter unpaarig gefiedert, sitzend. Fiedern schmallanzettlich. Endfieder deutlich größer. Blüten mit hellgelber Krone in zottig behaartem Kelch. Blütenstand kopfig. *Blütezeit V–IX.*

<u>Vorkommen:</u> Verbreitet, aber gesellig auf Sandböden und in Halbtrockenrasen, auf Dünen und in Kiefernbeständen.

<u>Verwendete Teile:</u> Blühendes Kraut, frisch oder getrocknet.

<u>Inhaltsstoffe:</u> Verschiedene Flavonoide, Gerbstoff, Saponine.

Anwendung

Wundklee kann man zur Magenstärkung, als Abführmittel und zur Blutreinigung verwenden. Innerlich wird er als <u>Aufguß</u> (1–2 Teelöffel Kraut/Tasse, 5 min ziehen lassen, mit Honig süßen) verwendet. Äußerlich dient der Wundklee als Wundheilmittel. Eine <u>Abkochung</u> (1–2 Eßlöffel Kraut/500 ml Wasser) kann als Badezusatz bei schlecht heilenden Wunden, Hautabschürfungen oder ähnlichen äußeren Verletzungen verwendet werden. Auch für Wundkompressen, eventuell mit Wegerich, geeignet.

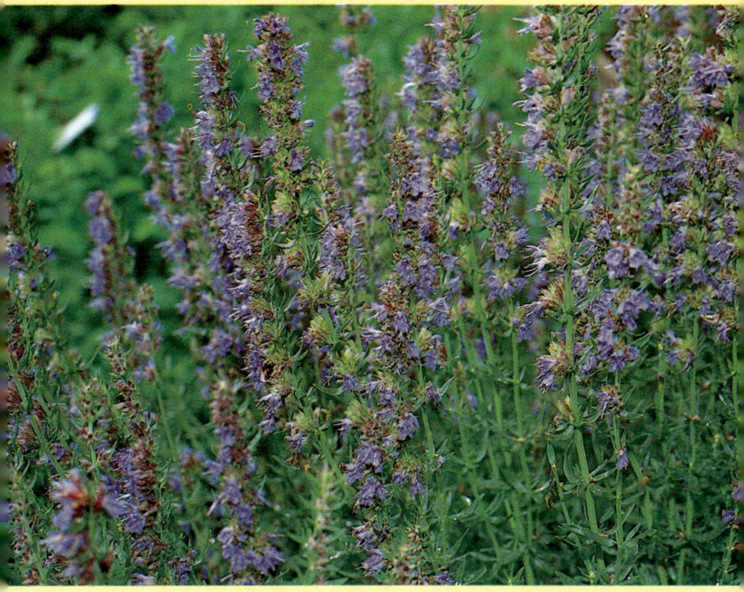

Ysop *Hyssopus officinalis*
Familie Lippenblütengewächse (Lamiaceae)
E Hyssop F Ysope I Isoppo

<u>Merkmale:</u> Mehrjährige Pflanze (Halbstrauch) mit aufrechten, verzweigten, kantigen Stengeln, am Grunde verholzt, etwa 30–60 cm hoch. Blätter kreuzgegenständig, ungeteilt, ganzrandig, häufig mit achselständigen Kurztrieben und daher scheinbar quirlig. Blüten in Scheinquirlen in den Achseln der oberen Stengelblätter. Krone violett-blau, seltener auch rötlich oder weiß. *Blütezeit VII–X.*
<u>Vorkommen:</u> Beheimatet ist die Pflanze im Schwarzmeer- und Mittelmeergebiet. Vielfach kultiviert und stellenweise (vor allem in Süddeutschland) verwildert.

<u>Verwendete Teile:</u> Blühendes Kraut.
<u>Inhaltsstoffe:</u> Ätherisches Öl, Gerbstoffe, Flavonglykoside (vor allem Hesperidin und Diosmin) sowie Bitterstoff Marrubiin.
<u>Kultur:</u> Ysop ist ein Halbstrauch und kann geschnitten werden, ähnlich wie eine Buchshecke.

Anwendung

Ysop zeigt ähnliche Heilwirkungen wie Salbei. Äußerlich wird er daher als <u>Aufguß</u> (1–2 Teelöffel Kraut/Tasse) zum Gurgeln bei Halsbeschwerden, innerlich ebenfalls als Tee bei Bronchitis und ähnlichen Erkrankungen empfohlen. Das würzige Aroma dient der Verfeinerung von Salaten, Wildgerichten und Eintöpfen.

Ein reich bestückter Küchen- und Heilkräutergarten ist ein kleines Paradies. Auch wenn dieses Paradies vielleicht nur bescheidene Ausmaße annehmen kann, so erfüllt es doch gleichzeitig mehrere Aufgaben:

Es bietet eine Fülle nützlicher Pflanzen, hält ein breites Sortiment verschiedener Formen und Farben bereit und überrascht uns mit einer geradezu unglaublichen Vielfalt von Düften und Aromen. Und noch wichtiger: Es läßt uns natürliche Reichhaltigkeit unmittelbar erleben, und wir lernen dabei Ansprüche, Eigenschaften und Verwendungsmöglichkeiten vieler Pflanzen kennen und bewerten.

Manche altbewährte Gewürzpflanze ist gleichzeitig eine wertvolle Heilpflanze. Auf der anderen Seite sind Gewürz- und Heilpflanzen aber auch alles andere als nur eintöniges, langweiliges Grünzeug. Viele Aroma- und Medizinalpflanzen sind recht eifrige Blüher und daher ausgesprochen dekorative Erscheinungen. Bevor sie ihren Weg in das Gewürzregal oder die Teetasse antreten, bereichern und verschönern sie erst einmal eine ganze Weile lang den Garten. Ein gut geplanter und bestückter Kräutergarten verbindet eben auf besondere Weise Nützlichkeit und Schönheit. Im kleinen Garten von Walahfrid Strabo, im frühen neunten Jahrhundert Abt des Benediktinerklosters Reichenau im Bodensee, wuchsen mehrere Dutzend nützliche und schöne Kräuter. Der kräuterkundige Abt hat sich an seiner Pflanzenpracht so begeistert, daß er dem klösterlichen Kräutergarten sogar ein langes Gedicht widmete. Viele Me[...]le solcher frühen Kräutergärt[...] in Klöstern und Abteien sind später auf die bunten Bauerngärten übergegangen. Und heute erfahren wir wieder aufs neue, daß sogar ein kleiner und bescheidener Kräutergarten viel mehr bieten kann als nur Schnittlauch und Petersilie. Mit Würz- und Heilkräutern, mit bekannten und unbekannten Kulturpflanzen ebenso wie mit attraktiven, nutzbaren Wildpflanzen lassen sich ohne große Mühe Kräuterecken, Kräuterbeete oder ganze Kräutergärten gestalten. So kann die gesamte Nutzungsvielfalt traditioneller, über viele Jahrhunderte gewachsener Gärten erneut belebt werden und uns zeigen, wie man wieder mehr Zugang zur Natur erhält und ihre Gewächse sinnvoll verwendet. Die raffinierte Kräuterküche mit ihrem wohl sortierten Gewürzvorrat profitiert davon ebenso wie unsere eigene Kräuterapotheke.

Ein paar wichtige Tips

Einige Hinweise sind zu beachten, wenn die Kräuterkultur rundum gelingen soll – unabhängig davon, wie groß die dafür vorgesehene Fläche bemessen ist.

✱ Die meisten Aromapflanzen und auch viele interessante, nützliche Wildpflanzen, die man im eigenen Garten kultivieren kann, stammen ursprünglich aus Gebieten mit einem trockenen, warmen Klima. In Mitteleuropa muß man ihnen daher einen schattenfreien, sonnigen Standort anbieten. Kleine, streifenförmige Kräuterbeete oder auch größere Pflanzenflächen mit Kräutern legt man daher am besten vor der Süd- oder Südwestseite eines Hauses an. Wenn sich die Gelegenheit bietet, kann sogar das gesamte Kräutersortiment unmittelbar an der Hauswand angepflanzt werden. Hier fühlen sich die wärmeliebenden Arten erwiesenermaßen wohl und entfalten dabei auch ihre volle Würz- und Heilkraft. Andererseits sind die Kräuterbestände direkt am Haus für die schnelle Ernte zwischendurch gut zu erreichen.

* Kräuter für den Garten oder das Beet sind ein-, zwei- oder mehrjährig. Außerdem gibt es innerhalb dieser Altersklassen kleinwüchsige, mittelgroße und hochwüchsige Formen. Bei der Auswahl für die Kräuterpflanzung müssen solche Unterschiede berücksichtigt werden. Hochwüchsige (überwiegend mehrjährige) Arten wählt man üblicherweise als Hintergrundbepflanzung, kleinere Kräuter für den Vordergrund. So können sich die Pflanzen nicht gegenseitig beschatten. Außerdem wirkt eine abgestufte Größenstaffelung in der Bepflanzung gestalterisch viel harmonischer und gelungener.

* Die meisten Kräuter stellen an den Boden nur geringe Ansprüche. In lockerer, gut mit Nährstoffen und auch regelmäßig mit Wasser versorgter Gartenerde gedeihen die meisten Arten überaus prächtig. Vorteilhaft ist die Verwendung von Rindenmulch als Bodenabdeckung zumindest zwischen den mehrjährigen Arten. Sie verhindert das Zuschlämmen der Oberfläche nach Regengüssen, reguliert den Feuchtehalt des Bodens und die Bodenbelüftung und verhindert zudem das Aufkommen konkurrierender Wildkräuter wie Hahnenfuß, Bingelkraut, Gänsedistel oder Gräser, die im Kräuterbeet unerwünscht sind.

* Auf Pflanzenbehandlungsmittel (Biozide) verzichten wir im Kräutergarten grundsätzlich. Nach aller Erfahrung kann die Giftspritze gerade im artenreichen Kräuterbeet durchaus ruhen. Auf den stark aromatischen Pflanzen finden sich nämlich kaum Schädlinge ein, und die meisten Arten sind auch gegen Pflanzenkrankheiten (Pilze, Viren) erstaunlich widerstandsfähig. Ein gelungenes Kräuterbeet zeigt praktisch alle Vorteile einer Mischkultur und ist deswegen ökologisch recht stabil. So freuen wir uns, wenn Bienen, Hummeln, Schwebfliegen, Käfer, Schmetterlinge und viele weitere Insekten die Blüten anfliegen, ohne dort gleich vergiftet zu werden.

* Mitunter vertragen sich die einzelnen Arten einer Pflanzenauswahl für das Kräuterbeet nicht besonders gut. Wermut und Petersilie sind beispielsweise ziemlich schlechte Nachbarn. Wenn sich solche Unverträglichkeiten zeigen (sie äußern sich in schlechtem, kümmerlichem Wuchs), tauscht man die betreffenden Pflanzen einfach gegen andere Arten aus.

* Der Grundstock eines jeden Kräutergartens sind die mehrjährigen, überdauernden Arten, die allenfalls ein wenig verkleinert oder geteilt werden, wenn sie sich im Laufe der Zeit allzu üppig entfaltet haben. Ein- oder zweijährige Arten werden dagegen regelmäßig ersetzt. Mitunter erfolgt der Nachwuchs dieser Arten durch Selbstaussaat auch auto-

matisch, so daß man nur noch wenig einzugreifen braucht. Ein großes Kräuterbeet mit der richtigen Artenbestückung hat somit alle Chancen, sich zu einer Lebensgemeinschaft zu entwickeln. Aus dem Kräutergarten ist dann ein Kräuterbiotop geworden. Damit ist – vom Nutzwert einmal ganz abgesehen – zweierlei erreicht: An Haus und Hof sind naturnahe Pflanzenbestände ein ungemein wirksames Gestaltungsmittel, mit dem die Gebäude hervorragend in ihre Umgebung eingebunden werden und damit eine optische Einheit bilden. Zudem wird mit krautreichen Beständen auch im besiedelten Bereich grüner Lebensraum geschaffen und entsprechend durchgegliedert. Es muß nochmals betont werden, daß solche Anlagen auf keinen Fall Brutstätten für unerwünschte Haus- oder Vorratsschädlinge sind.

Der Kräuterplan

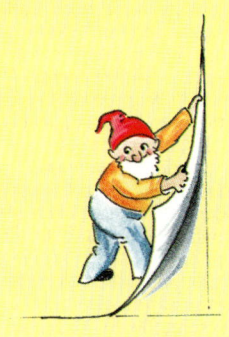

Bevor Spaten und Pflanzgeräte zum Einsatz kommen, muß Klarheit über Flächenaufteilung und Artenauswahl bestehen. Einen allgemeinen Pflanzplan für ein Kräuterbeet oder gar einen Kräutergarten gibt es andererseits nicht. Vielmehr hat sich die Auswahl an Gewürz- und Arzneipflanzen nach verschiedenen Vorgaben zu richten, etwa nach der Lage der vorgesehenen Pflanzfläche zum Haus, nach ihrer Ausrichtung zur Sonne, nach der Geländeneigung und der Höhenlage des betreffenden Grundstücks und anderen Standortbesonderheiten. Außerdem sollte die geplante Kräuterpflanzung auch zum übrigen Gesamtbild der schon vorhandenen Bepflanzung oder zur Architektur des Hauses passen. Da es einerseits keine verbindlichen, starren Regeln gibt, bleibt auf jeden Fall genügend Raum für mancherlei gestalterische Ideen und Vorhaben. Dabei sollte man aber nicht übersehen oder vergessen, daß ein Kräuterbeet oder ein Kräutergarten fast immer eine Einrichtung von stiller, unaufdringlicher und eher zurückhaltender Harmonie sein soll.

Die Kräuterauswahl

Je nach Vorliebe und Verwendungszweck wird die Artenauswahl für die eigene Kräuterkultur unterschiedlich ausfallen. Da frische Kräuter aus dem Eigenanbau gesund und wohlschmekkend sind und mit dem neuen Bewußtsein einer natürlichen Diät wieder in hohem Ansehen stehen, wird für einen reinen Küchen- oder Gewürzgarten vielleicht folgende Bestückung vorteilhaft sein:

Basilikum, Beifuß, Bohnenkraut, Borretsch, Brunnenkresse, Dill, Dost, Estragon, Fenchel, Gartenkresse, Kapuzinerkresse, Kerbel, Knoblauch, Koriander, Küchenzwiebel, Kümmel, Liebstöckel, Majoran, Melisse, Pastinak, Petersilie, Quendel, Rosmarin, Salbei, Sauerampfer, Schnittlauch, Sellerie, Thymian, Wiesenknopf und Ysop.

Eine wichtige Ergänzung im Kräutergarten sind solche Aromapflanzen, die weniger für die Küche geeignet sind, sondern eher als interessante Medizinalpflanzen gelten. Neben einigen Arten aus dem Küchensortiment wären dies etwa:

Alant, Anis, Baldrian, Balsamkraut, Bibernelle, Eibisch, Engelwurz, Geißfuß, Kamille, Katzenminze, Kreuzkümmel, Lavendel, Mutterkraut, Rainfarn, Waldmeister, Weinraute oder Wermut.

Eine gewisse Abrundung erfährt ein richtiger Kräutergarten erst durch eine Reihe dekorativer Pflanzen. Als besonders attraktive, zum Teil von der eigenen Verwendung als Heilpflanze ausgeschlossenen Arten gelten (unter Berücksichtigung der bereits benannten Gruppen):

Alant, Baldrian, Beinwell, Eberraute, Eibisch, Eisenhut, Fingerhut, Fenchel, Liebstöckel, Steinklee, Wegwarte, Weidenröschen, Weinraute, Wermut und Ysop.

Ein gut bestückter Kräutergarten kann sich Toleranz gegen allerlei Zaungäste leisten – nämlich gegenüber Wildkräutern, die als Kulturbegleiter schon seit jeher im Umkreis von Gärten siedelten. Meist stören sie die Kulturpflanzen nicht, sondern tragen zum farbenfrohen Bild des Gartens bei. Viele nektarsammelnde Insekten sind dankbar für folgende Arten:

Ackersenf, Beinwell, Frauenmantel, Herzgespann, Johanniskraut, Katzenminze, Klatschmohn, Lungenkraut, Malven, Taubnesseln, Wegerich, Wundklee.

Gegen eintönige Gärten ist also manch farbenfrohes Kraut gewachsen.

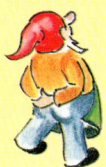

Kräuter auf Balkon und Fensterbank

Skeptiker würden es nicht glauben, wenn sie sich nicht durch Augenschein vom Gegenteil überzeugen könnten: Fast jede Fensterbank läßt sich in eine Kräuterminiplantage umfunktionieren. Auf dem Fensterbrett oder auf dem Balkon findet der Nutzgarten sozusagen im Blumentopf statt. Wer in der Stadt wohnt und dort keinen Garten zur Verfügung hat, braucht noch lange nicht auf selbstgezogene Kräuter zu verzichten. Ein paar einfache Grundregeln sichern den Erfolg:

✳ So sonnenhungrig die meisten Kräuter auch sind, so wenig vertragen sie das Wüstenklima hinter einer Glasscheibe in unmittelbarer Südlage. Nahezu ideal sind die Standortverhältnisse an Fenstern zur West- oder Ostseite, während es an Nordfenstern eher zu dunkel und schattig zugeht. Wenn die Fensterbank-Plantage gelingen soll, dürfen die Pflanzen nicht von Gardinen eingehüllt werden. Auch in einem Mini-Gartenbaubetrieb benötigen die Kräuter Platz und Entfaltungsmöglichkeiten.

✳ Die gleichen Überlegungen und Einschränkungen gelten auch für einen Außenbalkon. Auch hier ist die direkte Südlage mit ihrer sommerlichen Mittagsglut eventuell von Nachteil. Außerdem müssen die Pflanzen auf einem Balkon wirksam vor Zugluft geschützt werden. Wenn der Wind nicht mehr ungehindert über die Sprossen hinweggehen kann, werden sich die Kräuter mit üppigem Wachstum revanchieren.

✳ Wichtig ist in jedem Fall die richtige Bewässerung. Lange Trockenperioden müssen ebenso vermieden werden wie Staunässe in den Töpfen. Bei den Balkonpflanzen unterstützen Tau und Regen zwar die Wasserversorgung, doch kommen auch diese Pflanzen ohne regelmäßiges Gießen nicht aus.
Die Kräuterfarm auf dem Balkon hat den enormen Vorzug, daß man größere Pflanzgefäße (Schalen, Tröge, Kübel) verwenden kann. Das schafft eine Menge Anbaufläche. Sehr entschlossene Balkongärtner bauen in luftiger Höhe nicht nur ein beachtliches Kräutersortiment, sondern sogar Gemüse an. Der Fensterbank-Nutzgarten wird dagegen kleiner bemessen sein. Dafür bietet er den einzigartigen Vorzug, nahezu ganzjährig knackig frisches und würziges Grün liefern zu können. Alle Gewürzkräuter, die man üblicherweise im Küchengarten zieht, können auch im Blumentopf auf der Fensterbank kultiviert werden. Die leicht frostgefährdeten Arten wie Rosmarin, Majoran oder Lorbeer oder erst recht die kälteempfindlichen Formen wie Basilikum gedeihen drinnen um so üppiger.

Was hilft bei ...

A

Appetitlosigkeit: Basilikum, Dill, Engelwurz, Fenchel, Knoblauchsrauke, Koriander, Kümmel, Liebstöckel, Löwenzahn, Majoran, Rosmarin, Thymian.
Augenentzündung: Augentrost.

B

Blähungen: Beifuß, Dill, Engelwurz, Fenchel, Katzenminze, Majoran, Melisse, Minze, Pestwurz, Petersilie, Rosmarin, Salbei.
Blasenbeschwerden: Birke, Vogelbeere, Kerbel, Petersilie, Sellerie.
Blutdruck, hoher: Rosmarin, Roßkastanie, Weißdorn.
Blutreinigung: Birke, Borretsch, Brennessel, Brunnenkresse, Fenchel, Hauhechel, Hopfen, Kerbel, Petersilie, Schlehe, Vogelknöterich, Wacholder, Wundklee.
Bluterguß: Beinwell, Huflattich, Wegerich, Wundklee.
Bronchitis: Eibisch, Fenchel, Huflattich, Klatschmohn, Knoblauchsrauke, Königskerze, Lungenkraut, Veilchen, Wegerich, Ysop.

D

Darmbeschwerden: Balsamkraut, Dost, Kamille, Kümmel, Lein, Malve, Minze, Melisse, Odermennig, Pestwurz, Schafgarbe, Taubnessel.
Depressionen: Borretsch
Durchblutungsstörungen: Rosmarin, Roßkastanie, Steinklee, Waldmeister, Weinraute, Weißdorn.
Durchfall: Blaubeere, Brombeere, Erdbeere, Frauenmantel, Gänseblümchen, Gundelrebe, Himbeere, Nelkenwurz.

E

Erregungszustände: Baldrian, Herzgespann, Hopfen, Lavendel, Melisse.
Entzündungen, innerlich: Bohnenkraut, Borretsch, Kamille, Malve, Salbei, Thymian, Weide, Ysop.
Entzündungen, äußerlich: Kamille, Rainfarn, Ringelblume, Wundklee.
Erbrechen: Melisse, Minze.
Erkältung: Eibisch, Klatschmohn, Linde, Lungenkraut, Quendel, Thymian, Wegerich, Weide, Ysop.

F

Fieber: Holunder, Kamille, Linde, Mädesüß, Weide.
Frauenbeschwerden: Fingerkraut, Frauenmantel, Kamille, Rosmarin, Weinraute.
Frostbeulen: Beinwell, Hirtentäschel, Ringelblume.

G

Gallenbeschwerden: Basilikum, Bohnenkraut, Dill, Engelwurz, Estragon, Kümmel, Löwenzahn, Melisse, Odermennig, Pestwurz, Taubnessel, Wegwarte, Wermut.
Gelenkbeschwerden: Hauhechel, Hopfen, Holunder, Mädesüß, Vogelmiere.
Gicht: Brennessel, Geißfuß, Hauhechel, Holunder, Lavendel, Mädesüß, Sellerie, Wacholder.

H

Halsentzündung: Bohnenkraut, Eibisch, Gundelrebe, Linde, Malve, Odermennig, Quendel, Salbei, Thymian, Veilchen, Wegerich.
Hauterkrankungen: Fingerkraut, Gundelrebe, Hirtentäschel, Kamille, Mutterkraut, Rainfarn,

Ringelblume, Taubnessel, Thymian.

Herzbeschwerden, nervöse: Herzgespann, Hopfen, Lavendel, Weißdorn.

Heiserkeit: Anis, Huflattich, Lungenkraut, Odermennig, Veilchen, Ysop.

Husten: Anis, Bibernelle, Bohnenkraut, Borretsch, Dost, Eibisch, Huflattich, Quendel, Veilchen.

K

Katarrh: Bohnenkraut, Brunnenkresse, Gänseblümchen, Huflattich, Lungenkraut, Wegerich.

Kopfschmerzen: Senfsamen, Kamille, Melisse, Rosmarin.

Kreislaufbeschwerden: Rosmarin, Roßkastanie, Vogelknöterich, Waldmeister.

Knochenerkrankungen: Beinwell.

Krampfadern: Roßkastanie.

L

Leberbeschwerden: Löwenzahn, Malve, Melisse, Odermennig, Pestwurz, Taubnessel, Wegwarte, Wermut.

M

Magenbeschwerden: Beifuß, Dill, Dost, Engelwurz, Estragon, Frauenmantel, Kümmel, Löwenzahn, Majoran, Melisse, Minze, Salbei, Wacholder, Wegwarte.

Menstruationsbeschwerden: Fingerkraut, Herzgespann, Kamille, Liebstöckel, Mutterkraut, Petersilie, Rosmarin.

Migräne: Melisse, Rosmarin, Roßkastanie.

Mineralstoffwechselstörungen: Brunnenkresse, Lungenkraut.

Mundhöhle, Entzündungen: Bibernelle, Brombeere, Fingerkraut, Knoblauchsrauke, Salbei, Wegerich.

N

Nervosität: Baldrian, Hopfen, Klatschmohn, Melisse, Steinklee.

Nierenbeschwerden: Birke, Gänseblümchen, Kerbel, Löwenzahn, Petersilie, Sellerie, Waldmeister.

P

Prellungen: Beinwell, Hirtentäschel, Huflattich, Mutterkraut, Rainfarn, Ringelblume, Taubnessel, Wundklee.

R

Rachenentzündung: Bibernelle, Brombeere, Fingerkraut, Huflattich, Knoblauchsrauke, Majoran, Odermennig, Quendel, Salbei, Thymian, Ysop.

Rheuma: Birke, Brennessel, Gänseblümchen, Geißfuß, Hopfen, Lavendel, Linde, Mädesüß, Vogelmiere, Wacholder.

S

Schlaflosigkeit: Baldrian, Dill, Hopfen, Lavendel, Melisse.

Schweißausbrüche: Salbei.

Stoffwechselschwäche: Blaubeeren, Eberesche, Kerbel, Liebstökkel, Linde, Majoran, Sanddorn, Schnittlauch.

V

Verdauungsbeschwerden: Anis, Balsamkraut, Basilikum, Dill, Engelwurz, Estragon, Fenchel, Katzenminze, Koriander, Mutterkraut, Schafgarbe, Taubnessel, Wegwarte, Wermut.

Verstopfung: Blaubeere, Borretsch, Heckenrose, Lein, Purgier-Kreuzdorn, Schlehe.

W

Wunden, äußere: Beinwell, Eiche, Hirtentäschel, Huflattich, Mutterkraut, Rainfarn, Ringelblume, Vogelknöterich, Wegerich, Wundklee.

Z

Zahnfleischentzündungen: Eiche, Hirtentäschel, Schlehe.

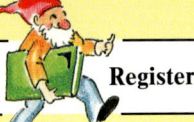

Register

Pflanzenname	Verwendete Pflanzenteile		Jan.	Feb.	März	April	Mai	Juni	Juli	Aug.	Sept.	Okt.	Nov.	Dez.
					Sammelzeit									
Knoblauchsrauke	Kraut	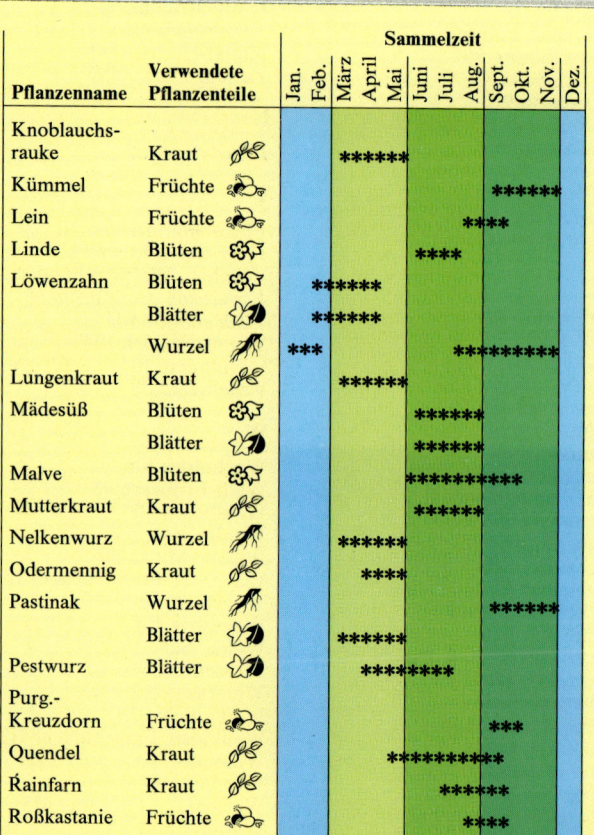			✳	✳✳	✳✳✳							
Kümmel	Früchte										✳✳	✳✳✳	✳	
Lein	Früchte									✳✳✳	✳			
Linde	Blüten							✳✳	✳✳					
Löwenzahn	Blüten			✳✳	✳✳✳✳									
	Blätter			✳✳	✳✳✳✳									
	Wurzel		✳✳✳								✳✳✳	✳✳✳	✳✳✳	
Lungenkraut	Kraut				✳	✳✳	✳✳✳							
Mädesüß	Blüten							✳✳	✳✳	✳✳				
	Blätter							✳✳	✳✳	✳✳				
Malve	Blüten							✳✳	✳✳	✳✳	✳✳	✳✳		
Mutterkraut	Kraut							✳✳	✳✳	✳✳				
Nelkenwurz	Wurzel				✳	✳✳	✳✳✳							
Odermennig	Kraut				✳✳	✳✳								
Pastinak	Wurzel										✳✳	✳✳	✳✳	
	Blätter				✳	✳✳	✳✳✳							
Pestwurz	Blätter				✳✳	✳✳	✳✳	✳✳						
Purg.-Kreuzdorn	Früchte											✳✳✳		
Quendel	Kraut							✳✳	✳✳	✳✳	✳✳	✳✳		
Rainfarn	Kraut								✳✳	✳✳	✳✳			
Roßkastanie	Früchte										✳✳	✳✳		